Pflege PRAXIS

Nicole Ott

Den 6 großen pflegerischen Risiken professionell begegnen

Dekubitus, Sturz, Inkontinenz, Schmerz, Mangelernährung, Exsikkose

Mehr Sicherheit und Wohlbefinden für Pflegebedürftige

schlütersche

Nicole Ott ist Unternehmensberaterin für Einrichtungen im Gesundheitssektor. Als examinierte Gesundheits- und Krankenpflegerin, Qualitätsmanagerin und langjährige Einrichtungsleitung kennt sie Abläufe in der Pflege von Grund auf. Ihr Fachwissen gibt sie als Fachautorin und Dozentin der Erwachsenenbildung weiter. Sie ist im gesamten Bundesgebiet für Auftraggeber der privaten Wirtschaft und öffentliche Trägerschaften tätig.

»Der kompakte Überblick, der Zeit spart: aktuell, wissenschaftlich fundiert und praxisnah.«

NICOLE OTT

Bibliografische Information der Deutschen Nationalbibliothek
Die Deutsche Nationalbibliothek verzeichnet diese Publikation in der Deutschen Nationalbibliografie; detaillierte bibliografische Daten sind im Internet über http://dnb.de abrufbar.

ISBN 978-3-8426-0892-4 (Print)
ISBN 978-3-8426-9176-6 (PDF)
ISBN 978-3-8426-9177-3 (EPUB)

Originalauflage

Aus Gründen der besseren Lesbarkeit wurde in diesem Buch gelegentlich die männliche Form gewählt, nichtsdestoweniger beziehen sich Personenbezeichnungen gleichermaßen auf Angehörige des männlichen und weiblichen Geschlechts sowie auf Menschen, die sich keinem Geschlecht zugehörig fühlen.
Autorin und Verlag haben dieses Buch sorgfältig erstellt und geprüft. Für eventuelle Fehler kann dennoch keine Gewähr übernommen werden. Weder Autorin noch Verlag können für eventuelle Nachteile oder Schäden, die aus in diesem Buch vorgestellten Erfahrungen, Meinungen, Studien, Therapien, Medikamenten, Methoden und praktischen Hinweisen resultieren, eine Haftung übernehmen. Insgesamt bieten alle vorgestellten Inhalte und Anregungen keinen Ersatz für eine medizinische Beratung, Betreuung und Behandlung.

Lektorat: Claudia Flöer, Text & Konzept Flöer
Covermotiv: *stock.adobe.com:* Syda Productions, Ingo Menhard, PureSolution
Covergestaltung und Reihenlayout: Lichten, Hamburg
Satz: Sandra Knauer Satz · Layout · Service, Garbsen
Druck und Bindung: Salzland Druck GmbH & Co. KG, Staßfurt

Inhalt

Einleitung: Die Einschätzung der pflegerischen Risikofaktoren ist eine Ihrer Kernaufgaben

Vor kurzem besuchte ich einen Vortrag, bei dem die Referentin über die Situation der deutschen Pflegebranche nach der Corona-Pandemie sprach. Besonders im Gedächtnis geblieben ist mir ihre Definition von professioneller Pflege: *»Unser Kernauftrag als Pflegefachkräfte ist die Fürsorge. Im Gegensatz z. B. zur Berufsgruppe der Ärzte, bei der der Hauptfokus der täglichen Arbeit auf der Heilung liegt.«*

Die individuelle Fürsorge für einen anderen Menschen übernehmen, wenn sich dieser in einer Krise befindet – was für ein schöner Gedanke und was für eine schöne Berufsbeschreibung!

Was Fachkräfte weiter auszeichnet, ist die Tatsache, dass Sie in all Ihren Tätigkeiten professionell agieren. Sie kennen die Begründung für Ihr Handeln/Nicht-Handeln und richten es daraufhin aus. Das unterscheidet Sie z. B. von privaten Pflegekräften ohne Ausbildung. Diese kann man sicher auch zur grundpflegerischen Versorgung eines Pflegekunden nach einem Apoplex anleiten, aber das Hintergrundwissen zu dem Krankheitsbild wird immer fehlen. *»Warum versorge ich diesen Menschen jetzt so und nicht anders?« – »Welche Maßnahmen sind unbedingt wichtig, welche dagegen eher sogar kontraproduktiv?«* Solche und weitere Fragen werden Laien nie fachlich beantworten können, Sie hingegen schon.

Das professionelle Agieren beim Risikomanagement Ihrer Pflegekunden ist auch eine der pflegerischen Kernaufgaben. Die großen Risiken kennen, genau wissen, wie Sie bei jedem zielgerichtet vorgehen, welche Assessments Ihnen zur Verfügung stehen und welche sinnvollen Maßnahmen sich zur Prophylaxe in der Tagesstruktur anbieten – das sind Ihre tagtäglichen wichtigen Aufgaben. Dabei soll Ihnen ab sofort dieses Fachbuch eine Hilfe sein.

Ihr Kernauftrag der **Fürsorge** gebietet es, dass Sie dafür sorgen, dass

- Ihre Pflegekunden keinen Dekubitus bekommen,
- nicht stürzen,
- beim drohenden Risiko einer Inkontinenz optimal unterstützt werden,
- keine Schmerzen erleiden und
- der Gefahr der Mangelernährung und Exsikkose bestmöglich vorgebeugt wird.

Die Auswahl dieser Risiken erinnert Sie an etwas? Richtig, in diesem Buch geht es um genau die Risiken, die in der Risikomatrix der Strukturierten Informationssammlung (SIS®) separat benannt sind. Es sind dies die überdurchschnittlich häufigsten Risiken in der professionellen Pflege von erwachsenen Menschen, *»die häufig einzeln oder in Kombination miteinander vorkommen und zentral bei Pflegebedürftigkeit auftreten«*[1].

Die Matrix bietet in der letzten Spalte mit der Überschrift »Sonstiges« die Gelegenheit, weitere individuelle Risiken wie z. B. die Gefahr einer Thrombose, einer Aspiration, einer Ödembildung oder weitere zu behandeln und auszuwerten. Greifen Sie dabei auf Ihr fachliches Know-how zurück und entscheiden Sie, welche Risiken Sie beim Pflegekunden zusätzlich professionell auswerten sollten.

Erfahren Sie auf den nächsten Seiten, wie es Ihnen gelingt, die »großen« Risiken Dekubitus, Sturz, Inkontinenz, Schmerz und Ernährung professionell einzuschätzen. Braucht es immer ein Assessment dazu? Wenn ja, welche gibt es überhaupt und welche eigenen sich für Ihre Pflegekunden? Welche Tipps und Hinweise gibt es zur Maßnahmenplanung und was sollten Sie bei der Evaluation beachten? Hier erhalten Sie Antworten auf all diese Fragen. Ich wünsche Ihnen viel Freude bei der Lektüre!

---

1 MDK & MDS (2019): Hinweise zur Umsetzung des Strukturmodells zur Effizienzsteigerung der Pflegedokumentation im Zusammenhang mit Qualitätsprüfungen in Pflegeeinrichtungen nach den Qualitätsprüfungs-Richtlinien (QPR), Essen, S. 14

1 Risiko Dekubitus

1.1 Führen Sie eine professionelle Risikoeinschätzung nach den Vorgaben des Expertenstandards durch

Definition **Dekubitus**

»Ein Dekubitus ist eine lokal begrenzte Schädigung der Haut und/ oder des darunterliegenden Gewebes, in der Regel über knöchernen Vorsprüngen, infolge von Druck oder von Druck in Kombination mit Scherkräften. Es gibt eine Reihe weiterer Faktoren, welche tatsächlich oder mutmaßlich mit Dekubitus assoziiert sind; deren Bedeutung ist aber noch zu klären.« – So lautet die internationale Definition des Begriffs Dekubitus des NPUAP (National Pressure Ulcer Advisory).*

* NPUAP und EPUAP 2009

Obwohl mittlerweile mehr als ein Jahrzehnt vergangen ist, hat sich an dieser Definition nichts geändert. Für Sie als Pflegefachkräfte ist das Thema Dekubitus im Arbeitsalltag ebenfalls nach wie vor allgegenwärtig. Wie können Sie bei Ihren Pflegekunden ein eventuell bestehendes Risiko bestmöglich einschätzen? Welches Hintergrundwissen brauchen Sie dafür und auf welche Assessment-Instrumente können Sie bei Bedarf zurückgreifen?

Mit diesen Fragestellungen sollten Sie sich regelmäßig auseinandersetzen. Bevor ich Ihnen in den nächsten Absätzen gleich alles Wichtige rund um das

Thema Dekubitus vorstelle, möchte ich Sie zuerst noch mit zwei wichtigen Informationen vertraut machen:

1. Dem Unterschied zwischen Screening und differenzierter Risikoeinschätzung und
2. dem Nutzen der Risikoskalen.

1.1.1 Der Unterschied zwischen Screening und differenzierter Risikoeinschätzung

Immer zu Beginn Ihres Pflegeauftrags oder bei gravierenden Veränderungen im Gesundheits- oder Allgemeinzustand Ihres Pflegekunden müssen Sie eine Risikoeinschätzung vornehmen oder die bereits vorgenommene neu evaluieren. Diese Einschätzung umfasst je nach Bedarf ein oder zwei Stufen.

Stufe 1 ist das initiale Screening. Zeigen sich dabei Auffälligkeiten bzw. weisen die Ergebnisse daraufhin hin, dass möglicherweise ein Dekubitusrisiko vorliegen könnte, dann sind Sie aufgefordert, zur **Stufe 2, der differenzierten Risikoeinschätzung,** überzugehen. In der Übersicht (▸ Tab. 1) habe ich Ihnen zusammengefasst, was die beiden Stufen im Detail voneinander unterscheidet.

Tab. 1: Übersicht: Initiales Screening und differenzierte Risikoeinschätzung

<table>
<tr><th>Initiales Screening</th><th>Differenzierte Risikoeinschätzung</th></tr>
<tr><td colspan="2">• Beide Risikoeinschätzungen erfolgen mittels klinischer Einschätzung durch die Pflegefachkraft.
• »Klinische Einschätzung« bedeutet, dass Sie prüfen, ob Risikofaktoren vorliegen.
• Dafür greifen Sie auf Ihr Fachwissen zurück und nutzen Ihre pflegerische Beobachtungsgabe und die Informationssammlung als Quellen.
• Abschließend bewerten Sie die Risikofaktoren unter Berücksichtigung des gesamten Zustandes des Pflegekunden.
• Das initiale Screening und die differenzierte Risikoeinschätzung unterscheiden sich in Art und Umfang.</td></tr>
<tr><td>• Erste Bewertung der aktuellen Druck- und Scherkrafteinwirkungen
• Erste Bewertung des Hautzustandes</td><td>• Weitergehende Bewertung der aktuellen Druck- und Scherkrafteinwirkungen sowie
• des Hautzustandes
• zusätzlich: Weitere individuelle Risikofaktoren des Pflegekunden einschätzen</td></tr>
</table>

1.1.2 Vom Nutzen der Risikoskalen

Seit vielen Jahrzehnten arbeiten Sie in der Pflege mit den verschiedensten Risikoskalen, um die Dekubitusrisiken Ihrer Pflegekunden zuverlässig einzuschätzen. Haben Sie sich dabei schon einmal die Frage gestellt, welche Risikoskale die beste ist? Welche Antwort würden Sie auf diese Frage geben?

Info

Die Arbeitsgruppe, die den Expertenstandard zur Dekubitusprophylaxe in der Pflege verfasste, überprüfte im Rahmen der letzten Aktualisierung 2017 erneut die verfügbare Forschungsliteratur zu diesem Thema und kam abermals zu dem Ergebnis, dass keine Risikoskala der anderen überlegen ist. Es gibt keine aussagekräftigen wissenschaftlichen Studien, die z. B. besagen, dass diese oder jene Skala zuverlässigere Ergebnisse liefert, als eine andere.

Das heißt für Sie als Pflegefachkraft: Sie sollten aufgrund Ihres fachlichen Know-hows selbst entscheiden, welches Assessment Sie wann einsetzen. Manche Skalen eignen sich etwas besser für bestimmte Zielgruppen, z. B. wird die Waterlow-Skala gemeinhin für Pflegekunden im Akutkrankenhaus oder auch für geriatrische Pflegekunden empfohlen.

Solche Empfehlungen basieren aber eben nicht auf aussagekräftigen wissenschaftlichen Studien. Auf der anderen Seite arbeiten Fachkräfte schon sehr lange mit den verschiedenen Instrumenten und diese haben sich in der Praxis als durchaus hilfreich erwiesen.

1

> **Info**
> Es gibt keine Verpflichtung, eine bestimmte Skala zu nutzen. Eine Skala kann aber bei der Risikoeinschätzung unterstützen. Welche Sie wählen, hängt von Ihrem Fachwissen und von der Praktikabilität im Umgang mit der Skala ab.

1.2 Generelles zur Risikoeinschätzung: Unterscheiden Sie zwischen Initial- und Differentialassessment

Die Erhebung und Dokumentation der individuellen Risikoeinschätzung bei Ihren Pflegekunden stellt Sie immer wieder vor Herausforderungen: »Haben wir auch an alle relevanten Punkte gedacht? Sollten wir uns zusätzlich mit einem Assessment absichern, oder genügt unsere eigene pflegefachliche Einschätzung?«

1.2.1 Herausforderung »Risikomatrix«

Warum gibt es bei jedem Risiko in der SIS® zweimal die Möglichkeit, »ja« oder »nein« anzukreuzen? Wie soll das jeweilige Risiko mit den Themenfeldern in Zusammenhang gebracht werden? Und was verbirgt sich hinter den Begriffen »Initial- und Differentialassessment«?

Erste fachliche Einschätzung der für die Pflege und Betreuung relevanten Risiken und Phänomene	Dekubitus				Sturz				Inkontinenz				Schmerz				Ernährung				Sonstiges			
			weitere Einschätzung notwendig				weitere Einschätzung notwendig				weitere Einschätzung notwendig				weitere Einschätzung notwendig				weitere Einschätzung notwendig				weitere Einschätzung notwendig	
	ja	nein	ja	nein	ja	nein	ja	nein	ja	nein	ja	nein	ja	nein	ja	nein	ja	nein	ja	nein	ja	nein	ja	nein
1. kognitive und kommunikative Fähigkeiten																								
2. Mobilität und Beweglichkeit																								
3. krankheitsbezogene Anforderungen und Belastungen																								
4. Selbstversorgung																								
5. Leben in sozialen Beziehungen																								

Abb. 1: Die Risikomatrix der SIS®.

Auf den nächsten Seiten werde ich Ihnen alle diese Fragen beantworten, sodass die Bearbeitung der Risikomatrix in Zukunft ein Kinderspiel sein wird. Gehen Sie ab sofort bei der Risikoeinschätzung in mehreren Schritten vor.

Schritt 1: Die erste Einschätzung: Besteht eine generelle Gefahr?

Bei jeder Risikoeinschätzung betrachten Sie immer zuerst die erste Spalte. Hier beantworten Sie anhand der fünf Themenfelder jeweils die Frage: »Besteht eine generelle Gefahr in diesem Bereich – ja oder nein?« Diese Einschätzung wird als **Initialassessment** bezeichnet. Am Beispiel »Dekubitus« beantworten Sie diese fünf Fragen:

1. Besteht eine erhöhte Dekubitusgefahr aufgrund von kognitiven und kommunikativen Einschränkungen?
2. Besteht eine erhöhte Dekubitusgefahr bei der Mobilität?
3. Besteht eine erhöhte Dekubitusgefahr im Bereich der krankheitsbedingten Anforderungen und Belastungen?
4. Besteht eine erhöhte Dekubitusgefahr bei der Selbstversorgung?
5. Besteht eine erhöhte Dekubitusgefahr im Bereich der sozialen Beziehungen?

Gerade dieser Bezug zu den Themenfeldern verwirrt viele Fachkräfte. Was genau soll das heißen – »eine erhöhte Dekubitusgefahr im Bereich der sozialen Beziehungen«? Als Hilfestellung für Ihren Arbeitsalltag finden Sie hier (▶ Tab. 2) zu jedem in der Matrix benannten Risiko eine kleine Gedankenstütze, an der Sie sich orientieren können.

In der Tabelle liegt der Fokus auf genau diesem Punkt: der Verbindung des jeweiligen Risikos zu den einzelnen Themenfeldern. Anhand der einzelnen Parameter gelingt Ihnen die generelle Risikoeinschätzung in Zukunft leichter, und Sie werden ab sofort sicher in Ihren Begründungen.

Tab. 2: Matrix für das Risiko Dekubitus

1

Themenfeld	Mögliche Risikofaktoren
Kognitive und kommunikative Fähigkeiten	• Druckschmerz wird nicht wahrgenommen • Angst vor Bewegung • Verminderter Bewegungsantrieb/Antriebsarmut • Beeinträchtigung der Sinnesorgane • Bewusstseinstrübung • Mangelnde Kooperation
Mobilität	• Kraftlosigkeit • Immobilität • Bewegungseinschränkungen • Fixierung • Kontrakturen
Krankheitsbezogene Anforderungen und Belastungen	• Schmerzen • Osteoporose • Demenz • Apoplex • Lähmungen • Neuropathien (z. B. durch Diabetes) • Frakturen • MS-Erkrankung oder Parkinson • Bei allen Erkrankungen gilt: Nennen Sie diese nicht nur, sondern beschreiben Sie genau, welche damit verbundenen Einschränkungen das Risiko erhöhen • Nach einer OP • Sedierende Medikamente
Selbstversorgung	• Abhängigkeit bei Bewegung: Gehen, Stehen, Positionswechsel, Rumpfstabilisierung • Umgang mit Hilfsmitteln • Fehlende oder falsche Hilfsmittel (z. B. nicht passende Arm-/Beinprothesen) • Gewohnheiten/Wünsche, die Risiken nach sich ziehen
Leben in sozialen Beziehungen	• Eingeschränkter Aktionsradius • Einflussnahme der Bezugsperson erhöht die Gefahr eines Dekubitus • Bei vorhandenem Dekubitus: Evtl. starker Geruch → Ausgrenzung/soziale Isolation → Rückzugstendenz → verminderter Bewegungsantrieb

Schritt 2: Ihre Entscheidung: Ist eine weitere Einschätzung nötig?

Wenn Sie das Initialassessment ausgefüllt haben, also die Ja-/Nein-Einschätzung in der ersten Spalte getroffen haben, geht es weiter:

- Bei den Einschätzungen, die Sie fachlich mit einem klaren »Nein« begründet haben, brauchen Sie nichts weiter zu tun.
- Bei den Einschätzungen, die Sie mit einem klaren »Ja« beantwortet haben, stellt sich nun in der zweiten Spalte die Frage, ob eine weitere Einschätzung nötig ist. Damit ist gemeint: Sind Sie sich fachlich sicher, dass diese Gefahr in diesem Themenfeld besteht, oder benötigen Sie – quasi zur Absicherung – eine weitere Einschätzung? Diese bezeichnet man als **Differentialassessment**.

Es gibt keine offiziellen Vorgaben darüber, was ein Differentialassessment alles sein kann. Sie können Ihr Differentialassessment also ganz nach Ihrer individuellen fachlichen Einschätzung auswählen. Im deutschsprachigen Raum am bekanntesten sind sicher

- die modifizierte Norton-Skala,
- die Waterlow-Skala,
- die Braden-Skala und
- die Medley-Skala.

Alle vier Assessment-Instrumente samt ihren Vor- und Nachteilen stelle ich Ihnen gleich in ausführlich vor.

Fazit **Fachliches Selbstbewusstsein ist gefragt**

Sie wissen sicher, was man generell mit der SIS® und dieser neuen Art von Dokumentation beabsichtigt hatte? Die Pflegefachkräfte sollten von schematischen Abläufen und dem routinemäßigen Ausfüllen von Checklisten und Protokollen weg- und zu einem individuellen Blick auf den Pflegekunden und zu einer sinnhaften und angemessenen Dokumentation hingeführt werden. Deshalb ist es keinesfalls nötig, dass Sie immer zusätzlich zur Ersteinschätzung ein Differentialassessment nutzen.

Sie sollen nachvollziehbar einschätzen und begründen können, ob ein bestimmtes Risiko beim Pflegekunden vorliegt oder nicht. Setzen Sie sich deshalb intensiv mit dem professionellen Risikomanagement auseinander und überlegen Sie, ob Ihre fachliche Risikoeinschätzung bereits alle wichtigen Faktoren beinhaltet oder ob Sie zur Absicherung noch zusätzlich auf ein Assessment zurückgreifen möchten. Falls ja, stehen Ihnen die jetzt folgenden vier Instrumente dafür zur Verfügung.

1.2.2 Die modifizierte Norton-Skala garantiert eine schnelle und kompakte Risikoeinschätzung

Als erste der vier bekanntesten Assessments zur Dekubitus-Risikoeinschätzung möchte ich Ihnen die Norton-Skala vorstellen. Diese Skala ist das älteste Assessment im Bereich Dekubitus. 1962 erkannte die englische Krankenschwester Doreen Norton, dass in der Pflege ein einheitliches Instrument benötigt wurde, um das Dekubitus-Risiko objektiv einschätzen zu können. Sie erarbeitete deshalb die Skala speziell für die Anwendung bei älteren Menschen. Auf Nortons ursprünglicher Skala wurde das Risiko nur anhand von fünf Kriterien eingeschätzt:
1. Körperlicher Zustand,
2. geistiger Zustand,
3. Aktivität,
4. Beweglichkeit und
5. Inkontinenz

Bei jedem Kriterium konnten Sie ein bis vier Punkte vergeben, wobei gilt: Je niedriger die Punkte, desto höher die Gefahr.

Mitte der 1980er Jahre hat die deutsche Pflegewissenschaftlerin Christel Bienstein die Norton-Skala um vier zusätzliche Kriterien erweitert und leicht modifiziert – das ist das Instrument, das Sie heute in der Pflege meistens verwenden, wenn von der (modifizierten) Norton-Skala die Rede ist.

Tab. 3: Musterformular: Modifizierte Norton-Skala

	4 Punkte	3 Punkte	2 Punkte	1 Punkt
1. Bereitschaft zur Kooperation/ Motivation	voll	wenig	teilweise	keine
2. Alter	< 10	< 30	< 60	> 60
3. Hautzustand	in Ordnung	schuppig, trocken	feucht	Wunden, Allergien, Risse
4. Zusatz-erkrankungen	keine	Abwehrschwäche, Fieber, Diabetes mellitus, Anämie	MS, Adipositas, Kachexie, Krebs	Arterielle Verschluss-krankheit
5. Körperlicher Zustand	gut	leidlich	schlecht	sehr schlecht
6. Geistiger Zustand	klar	apathisch, teilnahmslos	verwirrt	stuporös
7. Aktivität	geht ohne Hilfe	geht mit Hilfe	rollstuhl-bedürftig	bettlägerig
8. Beweglichkeit	voll	kaum eingeschränkt	sehr eingeschränkt	voll eingeschränkt
9. Inkontinenz	keine	manchmal	meistens Urin (Harninkontinenz)	Urin und Stuhl (Stuhlinkontinenz)
Gesamtpunktzahl:				

Auswertung:
26–36 Punkte: Es besteht keine Dekubitusgefahr, keine akuten Maßnahmen erforderlich.

20–25 Punkte: Es besteht eine mittlere Dekubitusgefahr, prophylaktische Maßnahmen erforderlich.

15–19 Punkte: Es besteht eine hohe Dekubitusgefahr, die regelmäßige Positionierung alle zwei Stunden sollte zusätzlich zu den prophylaktischen Maßnahmen durchgeführt werden.

Weniger als 14 Punkte: Zusätzlich wird die Nutzung von Spezialbetten oder Anti-Dekubitus-Matratzen empfohlen.

Wollen Sie diese Skala zur Risikoeinschätzung Dekubitus bei Ihren Pflegekunden nutzen, lesen Sie sich zuerst immer das einzelne Kriterium in der linken Spalte durch, z. B. »Bereitschaft zur Kooperation/Motivation«. Entscheiden Sie dann, wie ausgeprägt die Ressourcen und Einschränkungen Ihres Pflegekunden hier sind, im Beispiel:

- Liegt eine volle Bereitschaft zur Kooperation/zur Motivation vor? Dann erreicht Ihr Pflegekunde vier Punkte.
- Liegt wenig Bereitschaft zur Kooperation/wenig Motivation vor? Dann würde Ihr Pflegekunde drei Punkte erreichen usw.

Bei jedem der neun Kriterien können Sie nur eine Auswahl treffen. Sie sollten immer die Beschreibung auswählen, die bei Ihrem Pflegekunden am häufigsten auftritt.

Beispiele

Inkontinenz (Kriterium Nr. 9)

Bei einer vorhandenen Inkontinenz können Sie zwischen »meistens urininkontinent« und »Urin- und Stuhlinkontinenz« auswählen. Der Pflegekunde Herr Meyer ist komplett urininkontinent, Stuhldrang kann er noch überwiegend äußern, aber ca. 1 x/Woche kotet er unwillkürlich ein. Bei der Risikoeinschätzung würden Sie jetzt »Urin- und Stuhlinkontinenz« markieren, denn er ist zwar teilweise auch stuhlkontinent, aber er ist immer urininkotinent – und nicht nur »meistens«.

Zusatzerkrankungen (Kriterium Nr. 4)

Die Pflegekundin Frau Schneider leidet unter einer ausgeprägten Kachexie und Diabetes mellitus. Jetzt fragen Sie sich vielleicht: Erreicht sie dann drei oder zwei Punkte beim Kriterium »Zusatzerkrankungen«? Sie markieren die Kachexie und damit die zwei Punkte, denn bei der Norton-Skala gilt: Je niedriger der Wert, desto größer die Gefahr. Sie wählen deshalb nicht nur die Beschreibung aus, die am häufigsten auf den Pflegekunden zutrifft (wie bei Herrn Meyer), sondern auch die Beschreibung, die die schlechtere darstellt – wenn es bei mehreren Spalten passen würde – wie jetzt bei Frau Schneider.

Die letzte Zusatzinformationen zur praktischen Anwendung, die Sie kennen sollten, ist die Definition des Fachbegriff stuporöser Zustand beim Kriterium geistiger Zustand. Was ist damit gemeint? Markieren Sie diesen Punkt, wenn Ihr Pflegekunde

- zwar wach ist, aber kaum bis gar nicht auf äußere Reize reagiert,
- möglicherweise auch bewegungslos ist,
- zusätzlich in seiner sprachlichen Kommunikation entweder verstummt oder zumindest deutlich eingeschränkt ist.

Kritik und Anwendbarkeit der modifizierten Norton-Skala in der Praxis

In der Einleitung haben Sie bereits gelesen, dass der Expertenstandard keine Skala ausdrücklich empfiehlt. Bei der modifizierten Norton-Skala sollten Sie ergänzend wissen, dass es in der aktuellen Forschungsliteratur zu wenig brauchbare Untersuchungen und Veröffentlichungen gibt. Diese Skala wird auch nur sehr selten in Studien angeführt, was wiederum bedeutet, dass keine genauen Aussagen zur Sinnhaftigkeit gemacht werden können.

Als Pflegefachkraft müssen Sie sich immer fragen: Ist die Skala, mit der ich arbeite, sinnvoll, um sicher ein potenzielles Dekubitus-Risiko erkennen zu können? Aus wissenschaftlicher Sicht kann das bei der Norton-Skala nicht ausdrücklich bejaht werden. Ich stelle Ihnen jetzt noch die Waterlow-, die Braden- und die Medley-Skala vor – entscheiden Sie am Schluss selbst, welches Instrument wann sinnvoll ist.

1.2.3 Die Waterlow-Skala eignet sich besonders für spezielle Zielgruppen

1985 entwickelte die englische Pflegewissenschaftlerin Judy Waterlow ein weiteres Assessment zur Dekubitus-Risikoeinschätzung. Die nach ihr benannte Skala ist eine Weiterentwicklung der Norton-Skala und stellt Pflegefachkräfte vor die Herausforderung, den Zustand eines Pflegekunden in insgesamt elf Kategorien einzuschätzen.

Dabei geht es um Geschlecht, Alter, Körperbau, das Gewicht im Verhältnis zur Größe, Kontinenz, Hauttyp, Mobilität, Appetit, besondere Risiken einer

Mangelversorgung des Gewebes, neurologische Erkrankungen, größere chirurgische Eingriffe und Medikamente. Sie merken allein an dieser Aufzählung den kleinen Nachteil der Waterlow-Skala: Der Aufwand der Risikoeinschätzung ist etwas höher als bei den anderen Skalen.

Die Vorteile der Waterlow-Skala

Die Waterlow-Skala eignet sich für zwei spezielle Zielgruppen. Zum einen kann das Risiko bei Pflegekunden, die in einem Akutkrankenhaus behandelt werden, zuverlässig eingeschätzt werden, weil einige der Kategorien direkt auf diese Situation hin abgestimmt sind. Zum anderen kann die Waterlow-Skala auch gut bei geriatrischen Pflegekunden eingesetzt werden. Prüfen Sie anhand des Musterformulars (▶ Tab. 4) selbst, ob es Sie überzeugt.

Tab. 4: Musterformular: Waterlow-Skala

Name des Pflegekunden:	
Datum: Name der einschätzenden Pflegefachkraft:	
Geschlecht	
Männlich	1
Weiblich	2
Alter	
14–49 Jahre	1
50–64 Jahre	2
65–74 Jahre	3
75–80 Jahre	4
81 und älter	5
Körperbau/Gewicht im Verhältnis zur Größe	
Normal	0
Vollschlank	1
Adipositas	2
Kachexie	3

Kontinenz	
Total katheterisiert	0
Gelegentlich inkontinent	1
Katheterisiert, jedoch Stuhlinkontinenz	2
Urin- und Stuhlinkontinenz	3
Hauttyp/optisch feststellbare Abweichungen	
Gewebe ausgedünnt/Pergamenthaut	1
Trocken	1
Ödematös	1
Kaltschweißig	1
Blass	2
Rissig/wund	3
Mobilität	
Volle Mobilität	0
Unruhig	1
Apathisch	2
Eingeschränkt	3
Träge/Extension	4
Rollstuhl	5
Appetit	
Normal	0
Reduziert	1
Nasogastralsonde/nur Flüssigkeit	2
Parenteral/Anorexie	3

1

Besondere Risiken einer Mangelversorgung des Gewebes	
Terminale Kachexie	8
Herzinsuffizienz	5
Periphere Gefäßerkrankungen	5
Anämie	2
Rauchen	1
Neurologische Erkrankungen	
Diabetische Neuropathie/MS/Sensibilitätsstörungen/Apoplex/ Paraplegie	5
Größere chirurgische Eingriffe/Traumen	
Orthopädische Eingriffe unterhalb der Taille/OP-Zeit länger als zwei Stunden	5
Medikamente	
Zytostatika/hochdosierte Steroide/Antibiotika	4
Auswertung: 0–9 Punkte: Kein erhöhtes Risiko 10–14 Punkte: Risikopatient 15–19 Punkte: Hohes Risiko Ab 20 Punkten: Sehr hohes Risiko	

1.2.4 Die Braden-Skala liefert sehr zuverlässige Ergebnisse

Die Braden-Skala ist das in der Praxis am meisten genutzte Assessment, um das Dekubitusrisiko einzuschätzen. Der Grund dafür liegt auf der Hand: Die Braden-Skala gilt als das am besten untersuchteste Instrument, das zudem sehr zuverlässige Ergebnisse liefert. Wollen Sie in Zukunft damit arbeiten, ist es wichtig, sich näher mit den einzelnen Risikofaktoren, die Sie einschätzen sollen, auseinanderzusetzen:

- Sensorisches Empfindungsvermögen: Fähigkeit des Menschen, Schädigungen des Integuments (Gesamtheit aller Hautschichten) wahrzunehmen und zur Aufmerksamkeit zu bringen.
- Feuchtigkeit: Schaffung eines Milieus zur Keimbesiedlung und Aufweichung des Integuments.
- Aktivität: Ausmaß der Mobilität des Menschen.
- Mobilität: Fähigkeit des Menschen, sich zu bewegen und selbstständig die Position zu variieren.
- Ernährung: Klassifikation des Ernährungszustandes
- Reibungs- und Scherkräfte: Ausmaß im Verhältnis zur Auflagefläche des Menschen.

Tab. 5: Braden-Skala

	1 Punkt	2 Punkte	3 Punkte	4 Punkte
1. Sensorisches Empfindungsvermögen	☐ Fehlt	☐ Stark eingeschränkt	☐ Leicht eingeschränkt	☐ Vorhanden
2. Feuchtigkeit	☐ Ständig feucht	☐ Oft feucht	☐ Manchmal feucht	☐ Selten feucht
3. Aktivität	☐ Bettlägerig	☐ Setzt sich auf	☐ Geht wenig	☐ Geht regelmäßig
4. Mobilität	☐ Komplett Immobil	☐ Mobilität stark eingeschränkt	☐ Mobilität gering eingeschränkt	☐ Mobil
5. Ernährung	☐ Sehr schlechte Ernährung	☐ Mäßige Ernährung	☐ Adäquate Ernährung	☐ Gute Ernährung
6. Reibungs- und Scherkräfte	☐ Problem	☐ Potenzielles Problem	☐ Derzeit kein Problem	
Auswertung: Addieren Sie alle Punkte und tragen Sie die Gesamtpunktzahl hier ein: ___________ Lesen Sie jetzt in der Legende nach, wie es um das Dekubitusrisiko Ihres Pflegekunden bestellt ist: 18–15 Punkte: Allgemeines Risiko 14–13 Punkte: Mittleres Risiko 12–10 Punkte: Hohes Risiko < 9 Punkte: Sehr hohes Risiko				

Für einen einheitlichen Umgang aller Pflegefachkräfte mit der Skala ist es wichtig, dass die sechs Risikobereiche samt ihrer einzelnen Bewertungsdefinitionen allen bekannt sind. Kennt eine Fachkraft z. B. im Bereich »sensorisches Empfindungsvermögen« den Unterschied zwischen den Definitionen »stark eingeschränkt« und »leicht eingeschränkt« nicht, kann es schnell zu unterschiedlichen Ergebnissen kommen. Das gilt es unbedingt zu vermeiden. Schauen wir uns deshalb die einzelnen Definitionen an und was sie in der Praxis bedeuten.

1. Sensorisches Empfindungsvermögen
Damit ist die Fähigkeit Ihres Pflegekunden gemeint, adäquat auf druckbedingte Beschwerden zu reagieren.

Fehlt diese, dann ist keine Reaktion auf schmerzhafte Stimuli möglich. Beispielsweise weil der Pflegekunde bewusstlos oder sediert ist. Oder weil er unter einer Störung der Schmerzempfindung leidet, beispielsweise durch Lähmungen, die einen großen Teil seines Körpers betreffen.

Ist diese Fähigkeit **stark eingeschränkt**, dann reagiert der Pflegekunde nur auf starke Schmerzreize oder kann Beschwerden kaum äußern. Vielleicht leidet er auch unter einer Störung seiner Schmerzempfindung durch Lähmungen, die die Hälfte seines Körpers betreffen.

Ist das sensorische Empfindungsvermögen **leicht eingeschränkt**, dann können Reaktion auf Ansprache oder Kommandos und auch Beschwerden nicht immer ausgedrückt werden, etwa dass die Position geändert werden soll. Auch Störung der Schmerzempfindung durch Lähmungen, die eine oder zwei Extremitäten betreffen, zählen hierzu.

Ist die Fähigkeit dagegen **vorhanden**, dann liegt keine Störung des Schmerzempfindens vor. Ihr Pflegekunde reagiert auf Ansprache und kann Beschwerden äußern.

2. Feuchtigkeit

Bei diesem Punkt beschäftigen Sie sich mit dem Ausmaß, in dem die Haut Ihres Pflegekunden Feuchtigkeit ausgesetzt ist. Die einzelnen Punkte:

- **Ständig feucht:** Die Haut ist ständig feucht durch Urin, Schweiß oder Kot. Immer wenn der Pflegekunde gedreht wird, liegt er im Nassen.
- **Oft feucht:** Die Haut des Pflegekunden ist oft feucht, aber nicht immer. Sie müssen das Bettzeug oder die Wäsche mindestens einmal pro Schicht wechseln.
- **Manchmal feucht:** Die Haut ist manchmal feucht, etwa einmal am Tag wird neue Wäsche benötigt.
- **Selten feucht:** Die Haut des Pflegekunden ist meist trocken. Neue Wäsche wird nur selten benötigt.

3. Aktivität – Das Ausmaß der physischen Aktivität Ihres Pflegekunden

Sie schätzen Ihren Pflegekunden als **bettlägerig** ein, wenn er komplett immobil, ans Bett gebunden ist.

Ihr Pflegekunde **sitzt**, wenn er zwar mit Hilfe etwas laufen, aber das eigene Gewicht dabei nicht allein tragen kann. Auch wenn er Ihre Hilfe zum Aufsitzen, etwa im Bett oder auf dem Stuhl, braucht.

Die Kategorie **geht wenig** trifft zu, wenn Ihr Pflegekunde am Tag zwar allein geht, dies aber sehr selten macht, und wenn, dann nur für kurze Distanzen. Er braucht für längere Strecken Hilfe, verbringt die meiste Zeit aber im Bett oder auf dem Stuhl.

Ihr Pflegekunde **geht regelmäßig**, wenn er zwei- bis dreimal pro Schicht eigenständig unterwegs ist oder sich allgemein regelmäßig bewegt.

4. Mobilität – Die Fähigkeit des Pflegekunden, eine Position zu verändern

Ihr Pflegekunde gilt in der Skala als **komplett immobil**, wenn er keinen noch so geringfügigen Positionswechsel ohne Hilfe ausführen kann.

Sie bewerten die Mobilität als **stark eingeschränkt**, wenn Ihr Pflegekunde sich manchmal geringfügig bewegt. Hierbei ist es egal, ob diese kleinen Bewegungen den ganzen Körper oder nur die Extremitäten betreffen.

Die Mobilität gilt als **gering eingeschränkt**, wenn Ihr Pflegekunde regelmäßig kleine Positionswechsel macht, sich also selbst lagern kann.

Ihr Pflegekunde gilt lt. Skala als **mobil**, wenn er seine Position umfassend allein verändern kann.

5. Ernährung – Definieren Sie die Essgewohnheiten Ihres Pflegekunden
Sehr schlechte Ernährung: Ihr Pflegekunde isst kleine Portionen nie auf, sondern nur etwa zu einem Drittel. Er isst nur zwei oder weniger Eiweißportionen, z. B. Milchprodukte, Fisch, Fleisch. Er trinkt zu wenig. Er nimmt keine Ergänzungskost zu sich oder er darf oral keine Kost zu sich nehmen oder er erhält Infusionen länger als fünf Tage am Stück.

Mäßige Ernährung: Ihr Pflegekunde isst selten eine normale Essensportion auf, isst aber im Allgemeinen etwa die Hälfte der angebotenen Nahrung. Er isst etwa drei Eiweißportionen und nimmt unregelmäßig Ergänzungskost zu sich.

Adäquate Ernährung: Ihr Pflegekunde isst mehr als die Hälfte der normalen Essensportionen und nimmt täglich mindestens vier Eiweißportionen zu sich.

Gute Ernährung: Ihr Pflegekunde isst immer die gebotenen Mahlzeiten auf und nimmt vier oder mehr Eiweißportionen zu sich. Er isst auch manchmal zwischen den Mahlzeiten und braucht keine Ergänzungskost oder er kann über eine Sonde oder Infusionen die meisten Nährstoffe zu sich nehmen.

6. Reibungs- und Scherkräfte
Hier ist es wichtig, erst einmal eine allgemein verbindliche Definition voranzustellen:

- **Scherkräfte** sind die Kräfte, die bei Zug oder Druck auf die Haut ausgeübt werden, also wenn Ihr Pflegekunde z. B. lange in einer Position liegt. Deshalb wirken Scherkräfte häufig viel länger auf den Körper ein.
- **Reibungskräfte** sind die Kräfte, die bei Bewegung des Pflegekunden entstehen, also beispielsweise, wenn Sie den Pflegekunden lagern. Reibungskräfte treten nur im Moment der Bewegung selbst auf.

Ein **Problem** in diesem Bereich liegt vor, wenn Ihr Pflegekunde bei allen Lagewechseln viel Unterstützung braucht. Ein Anheben seines Körpers ist ohne Schleifen über die Laken nicht möglich. Er rutscht ständig im Bett oder im (Roll-) Stuhl herunter, muss von Ihnen immer wieder hochgezogen werden. Er hat spastische Kontrakturen oder ist sehr unruhig, scheuert beispielsweise auf den Laken.

Ein **potenzielles Problem** besteht, wenn Ihr Pflegekunde sich etwas allein bewegt oder wenig Hilfe braucht. Beim Hochziehen schleift die Haut nur wenig über die Laken, denn er kann sich etwas anheben. Er kann sich über längere Zeit in einer Lage halten und rutscht im Bett oder im (Roll-) Stuhl nur selten herunter.

Derzeit kein Problem besteht, wenn Ihr Pflegekunde sich im Bett und im Stuhl allein bewegt. Er hat dabei genügend Kraft, sich anzuheben, und kann eine Position lange Zeit halten ohne herunter zu rutschen.

Kritik an der Braden-Skala

Wie bei jedem der vorgestellten Assessments gibt es auch bei der Braden-Skala Punkte, die nicht ganz eindeutig sind. Der Risikofaktor Ernährung hat beispielsweise nachweislich viel weniger Einfluss auf ein bestehendes Risiko, als z. B. die Mobilität. Dieser Unterschied in der Gewichtung wird in der Braden-Skala kaum beachtet.

Auch bezieht sich die Braden-Skala doch überwiegend auf die Dekubitusgefahr am Gesäß/Steiß. Überlegen Sie: Könnten Sie ein potenzielles Risiko für z. B. einen Dekubitus an der Ohrmuschel gut mit der Braden-Skala einschätzen? Eher nicht, wenn man die einzelnen Punkte betrachtet, oder? Als Fachkraft ist es wichtig, dass Sie um solche Kritikpunkte wissen und diese bei der Auswahl Ihres Assessments berücksichtigen.

1.2.5 Mit der Medley-Skala schlagen Sie ab sofort zwei Fliegen mit einer Klappe

Haben Sie im Rahmen des Risikomanagements Dekubitus schon einmal mit der Medley-Skala gearbeitet? Falls nicht, kann ich Sie beruhigen: Damit sind Sie unter Pflegefachkräften in guter Gesellschaft. Dieses Assessmentinstrument wurde Ende der 1980er Jahre von dem englischen Pflegewissenschaftler H. Anthony Medley entwickelt und dient ebenfalls zur Einschätzung des Dekubitusrisikos bei pflegebedürftigen Menschen – ist aber in Deutschland eher weniger verbreitet. Das ist schade, bietet es doch einen unschlagbaren Vorteil: Neben dem Dekubitusrisiko können Sie auch die Wirksamkeit der aktuellen Schmerztherapie beurteilen.

In insgesamt neun Kategorien bewerten Sie mit der Medley-Skala die Ressourcen und Defizite Ihres Pflegekunden und lesen anschließend in der Auswertung nach, ob bei ihm kein, ein geringes, mittleres oder hohes Dekubitusrisiko vorliegt. Aber nicht nur das: Im Gegensatz zu den anderen Skalen wird bei der Medley-Skala auch der Schmerzzustand Ihres Pflegekunden mit abgefragt.

Das Thema Schmerz fordert Pflegefachkräfte im Arbeitsalltag immer wieder, gilt es doch insbesondere in der Altenpflege die bestmögliche Lebensqualität für die Pflegekunden zu erreichen. Dazu gehört natürlich auch die Schmerzfreiheit.

Auch wenn Sie das Risiko Schmerz in der Regel separat einschätzen, kann der neunte Risikobereich der Medley-Skala (▶ Tab. 6) aktuelle Erkenntnisse liefern. Dort schätzen Sie immer den aktuellen Ist-Zustand Ihres Pflegekunden bezüglich eventueller Schmerzen ein. Müssen Sie dabei »leicht«, »manchmal« oder »stark« ankreuzen, ist das ein deutlicher Hinweis darauf, dass Ihr Pflegekunde offensichtlich gerade keine optimale Schmerztherapie bekommt. Sie sollten unverzüglich handeln und die aktuelle nicht-medikamentöse oder die medikamentöse Behandlung überprüfen (lassen). Damit erreichen Sie neben Ihrer ursprünglichen Intention – der Risikoeinschätzung Dekubitus – auch noch die Evaluation des Risikos Schmerz – prima!

Tab. 6: Medley-Skala (zur Einschätzung des Dekubitus-Risikos)

1. Aktivität/Bettlägerigkeit	**Punkte**
Aufstehen ohne Hilfe möglich	0
Aufstehen mit Hilfe möglich	2
Rollstuhlnutzung mehr als 12 Stunden	2
Bettlägerigkeit mehr als 12 Stunden	6
2. Hautzustand	
Intakt	0
Ekzem, Allergie oder Abnutzung	2
Sebostase, vermehrter Turgor, Altershaut	2
Ödem und/oder Rötung	6
Druckgeschwür	6
3. Gefährdende Krankheiten	
Keine	0
Dauerhaft stabiler Zustand	1
Akute Krankheit oder teilweise instabiler Zustand	2
Terminal oder präfinal	3
4. Mobilität	
Volle Beweglichkeit	0
Bewegungen mit geringer Hilfe möglich	1
Bewegungen nur mit Hilfe möglich	2
Immobil	6
5. Bewusstsein	
Reagiert sofort	0
Ist träge oder verwirrt	1

Keine Reaktion auf Stimuli	2
Komatös	3
6. Ernährungsstatus	
Gut (alle angebotenen Haupt- und Zwischenmahlzeiten)	0
Ausreichend (geringe Zufuhr, z. B. nur die Hauptmahlzeiten)	1
Isst wenig (weniger als die Hauptmahlzeiten)	2
Isst sehr wenig – nicht ausreichend	3
7. Urininkontinenz	
Keine oder Katheter	0
Vereinzelt (weniger als 2-mal in 24 Stunden)	1
Manchmal (mehr als 2-mal in 24 Stunden)	2
Total, immer	3
8. Stuhlinkontinenz	
Keine	0
Vereinzelt (geformter Stuhl)	1
Manchmal (mit breiigem Stuhl)	2
Total, keine Kontrolle	3
9. Schmerzen	
Keine	0
Leicht (immer)	1
Manchmal	2
Stark (immer)	3
Gesamtpunktzahl:	

Auswertung:
0–9 Punkte: Kein bzw. geringes Dekubitusrisiko
10–19 Punkte: Mittleres Dekubitusrisiko
20–36 Punkte: Hohes Dekubitusrisiko

Kreuzen Sie in jeder der neun Kategorien – Aktivität/Bettlägerigkeit, Hautzustand, gefährdende Krankheiten, Mobilität, Bewusstsein, Ernährungsstatus, Urininkontinenz, Stuhlinkontinenz und Schmerzen – die auf Ihren Pflegekunden zutreffenden Aussagen an und lesen Sie den nebenstehenden Punktwert ab. Addieren Sie zum Schluss alle Punkte und lesen Sie in der Auswertung nach, wie hoch das Risiko Ihres Pflegekunden ist, einen Dekubitus zu bekommen.

Im Folgenden habe ich zu jeder der neun Kategorien die wichtigsten Hinweise zusammengefasst, die Sie bei der Einschätzung beachten sollten.

1. Kategorie: Aktivität/Bettlägerigkeit Aufstehen mit Hilfe
Hier zählen Sie sämtliche Hilfestellungen dazu. Es ist gleich, ob Sie und Ihre Kolleg*innen personelle Hilfestellung leisten oder ob Sie auf Mobilisationshilfen wie z. B. den Hoyer-Lifter zurückgreifen. Immer, wenn der Pflegekunde nicht allein aufstehen kann, kreuzen Sie hier die zwei Punkte an.

Rollstuhlnutzung mehr als 12 Stunden: Addieren Sie hier grob die Mobilisationszeiten innerhalb von 24 Stunden. Ihr Pflegekunde ist z. B. am Morgen von 09.00–12.30 Uhr mobilisiert, danach wieder von 14.30–18.30 Uhr? Daraus ergibt sich eine Gesamtzahl von 7,5 Stunden und das bedeutet, dass Ihr Pflegekunde keine Punkte bekommt, weil er weniger als 12 Stunden mobil ist.

Bei der Bettlägerigkeit gehen Sie ebenso vor und addieren ebenfalls die Zeiten in Bezug auf 24 Stunden.

2. Kategorie: Hautzustand
Schätzen Sie hier den aktuellen Ist-Zustand an dem Tag, an dem Sie die Medley-Skala erheben, ein. Hat Ihr Pflegekunde heute ein Ekzem? Leidet er heute unter einer typischen Altershaut? Dann kreuzen Sie das entsprechende Feld an. Ist abzusehen, dass eine Hautauffälligkeit bald abheilen wird, setzen Sie ein passendes Evaluationsdatum für die Skala an.

3. Kategorie: Gefährdende Krankheiten
Die vier Auswahlmöglichkeiten sind soweit selbsterklärend, deshalb hier nur ein Hinweis: Der Punkt »dauerhaft stabiler Zustand« bedeutet, dass Ihr Pflegekunde unter einer gefährdenden Krankheit leidet, diese aber dauerhaft vorliegt und der Pflegekunde aktuell stabil ist.

4. Kategorie: Mobilität
Bewegung mit geringer Hilfe möglich: Diesen Punkt kreuzen Sie an, wenn Ihr Pflegekunde z. B. nur eine kleine Hilfestellung in Form von Handreichen braucht.
Bewegung nur mit Hilfe möglich: Sie müssen Ihren Pflegekunden drehen? Oder vollumfänglich mobilisieren? Dann sollten Sie diesen Punkt wählen.

5. Kategorie: Bewusstsein
Keine Reaktion auf Stimuli: Ihr Pflegekunde reagiert dauerhaft nicht auf Ansprache oder auf Berührungen? Wählen Sie diesen Punkt aus.

6. Kategorie: Ernährungsstatus
Die vier Auswahlmöglichkeiten sind selbsterklärend, beachten Sie bitte insbesondere die genauen Definitionen, die nach jedem Punkt in Klammern stehen.

7. und 8. Kategorie: Urin- und Stuhlinkontinenz
Unterscheiden Sie insbesondere die Definitionen »vereinzelt« und »manchmal« voneinander. »Vereinzelt« wählen Sie immer dann aus, wenn Ihr Pflegekunde überwiegend kontinent ist, aber ab und an doch ungewollt Urin oder Stuhl absetzt. »Manchmal« wählen Sie aus, wenn diese Inkontinenz-Phasen öfter vorkommen.

9. Kategorie: Schmerzen
Schätzen Sie in der letzten Kategorie immer den aktuellen Ist-Zustand ein. Müssen Sie dabei »leicht«, »manchmal« oder »stark« ankreuzen, sollten Sie auch weitergehende Maßnahmen einleiten. Ihr Pflegekunde scheint offensichtlich medikamentös nicht gut eingestellt zu sein. Neben der Dekubitus-Einschätzung sollten Sie jetzt unbedingt eine adäquate Schmerztherapie einleiten, wie am Anfang geschrieben.

Tipp

Beachten Sie die anschließende Maßnahmenplanung! Aus dem Ergebnis der Risikoeinschätzung leiten Sie anschließend die nötigen weiteren Maßnahmen ab. Als Unterstützung für Ihre praktische Arbeit können Sie sich grob an dieser Struktur orientieren.

Bei 0–9 Punkten liegt kein bzw. nur ein geringes Risiko vor: Schauen Sie sich die einzelnen Punkte näher an und überlegen Sie, ob es an einzelnen Lebensumständen trotzdem etwas zu ändern gibt. Ihr Pflegekunde hat beispielsweise eine akute Krankheit und nutzt seinen Rollstuhl mehr als 12 Stunden? Damit würde er insgesamt sechs Punkte in der Risikoeinschätzung erreichen. Am aktuellen Krankheitsgeschehen können Sie wahrscheinlich nicht viel machen, aber die Rollstuhlnutzung über solch einen langen Zeitraum könnten Sie eventuell verbessern: Bieten Sie Ihrem Pflegekunden zwischendurch auch regelmäßig Ruhezeiten im Bett an. Statten Sie den Rollstuhl mit einem speziellen Sitzkissen aus. Stellen Sie sicher, dass alle Kollegen in der Mikrolagerung geschult sind und diese regelmäßig anwenden. Manchmal sind es nur kleine Stellschrauben, an denen Sie drehen müssen, die dann aber die individuelle Risikogefährdung nochmal ein ganzes Stück verringern.

Bei 10–19 Punkten liegt ein mittleres Risiko vor: Wenn wir uns an den Ampelfarben orientieren, würde die Ampel bei Ihrem Pflegekunde jetzt gelb aufleuchten – nicht mehr ganz gut, aber auch noch nicht ganz schlecht. Jetzt gilt es, alles daran zu setzen, dass Ihr Pflegekunde nicht in den roten Bereich rutscht und so nah wie möglich wieder an die grüne Stufe herankommt. Schauen Sie sich auch in diesem Fall die einzelnen Punkte wieder genau an und versuchen Sie kleinschrittige Verbesserungen zu erreichen. Mindestens zwei bis drei Maßnahmen sollten Sie anschließend fest in die Tagesstruktur Ihres Pflegekunden integrieren.

Bei 20–36 Punkten besteht ein hohes Risiko: Achtung, Alarm! Bei Ihrem Pflegekunden besteht höchste Gefahr! Bei einer deutlichen Mehrheit der neun verschiedenen Kategorien schneidet er schlecht ab. Das ist für Sie keine Überraschung – Ihr Pflegekunde ist höchstwahrscheinlich bereits multimorbid und auf Ihre Unterstützung in vielen Lebensbereichen angewiesen. Überprüfen Sie die bisherige Maßnahmenplanung genau: Sind alle Empfehlungen des Expertenstandards zur Dekubitusprophylaxe enthalten? Was können Sie noch zusätzlich unternehmen?

1.3 Nach der individuellen Risikoeinschätzung planen Sie die passenden Maßnahmen

Nach dem ersten Screening und ggf. einer differenzierteren Risikoeinschätzung unter Zuhilfenahme eines Assessments wie der Norton-, der Waterlow-, der Braden- oder der Medley-Skala beschäftigen Sie sich nun mit der Maßnahmenplanung. Wie bei der Medley-Skala schon angedeutet, sollte diese sich immer auf die individuellen Risikofaktoren Ihres Pflegekunden beziehen. Hat eine Pflegekundin beispielsweise die gravierendsten Risiken im Bereich der Mobilität, sollten entsprechende Maßnahmen dort im Fokus stehen.

Generell ist zur Maßnahmenplanung festzuhalten, dass bewegungsfördernde Interventionen wie die regelmäßige Mobilisation und Positionierung und die Nutzung druckverteilender oder -entlastender Hilfsmittel wie Wechseldruckmatratzen oder spezielle Sitzkissen für den Rollstuhl zum Standard der Dekubitusprophylaxe gehören sollten.

1.4 Weitere Tipps zur Durchführung prophylaktischer Maßnahmen

»Die Pflegefachkraft kennt neben Bewegungsförderung und Druckreduktion weitere geeignete Interventionen zur Dekubitusprophylaxe, die sich aus der Risikoeinschätzung ergeben«[2], heißt es im Expertenstandard. Die aktuell besten Maßnahmen zur Dekubitusprophylaxe:

- Druckentlastung und Positionierung,
- Mobilisation und Bewegungsförderung,
- Hautpflege und
- Ernährung.

1.4.1 Druckentlastung und Positionierung

- Positionieren Sie den Pflegekunden regelmäßig nach individuellen Lagerungsintervallen.
- Achten Sie auf weiche Bettwäsche, vermeiden Sie Falten, Knöpfe und Nähte.
- Vermeiden Sie die Wirkung der Reibungs- und Scherkräfte während der Lagerungen soweit wie möglich.
- Greifen Sie auf Weich-, Hoch-, Mikro- oder Hohllagerung zurück.
- Bei Wechseldrucksystemen: Achten Sie darauf, die Einstellung der Wechseldruckmatratze zu ändern, sobald Sie das Kopfteil anders positionieren, und passen Sie die Grundeinstellung regelmäßig je nach aktuellem Gewicht des Pflegekunden an.

[2] DNQP (2017): Expertenstandard Dekubitusprophylaxe in der Pflege. Osnabrück, S. 19

1.4.2 Mobilisation und Bewegungsförderung

- Aktivieren und mobilisieren Sie Pflegekunden regelmäßig und nach ihren individuellen Bedürfnissen, mindestens aber alle zwei Stunden.
- Körperlich noch überwiegend mobile Pflegekunden planen Sie regelmäßig für Spaziergänge mit den Alltagsbegleitern ein.
- Bewegen Sie bettlägerige Pflegekunden im Bett regelmäßig durch.
- Greifen Sie gegebenenfalls auf den Rat ausgebildeter Ergotherapeuten zurück, sodass Sie für jeden Pflegekunden die ideale Mischung aus aktiven und passiven Bewegungsübungen finden.

1.4.3 Hautpflege

- Trocknen Sie die Haut des Pflegekunden immer gut ab.
- Verwenden Sie hautverträgliche Produkte, die eine Rückfettung der Haut sichern.
- Nutzen Sie durchblutungsfördernde Mittel, beispielsweise den Klassiker PC 30® V.
- Benennen Sie in der individuellen Risikoeinschätzung unbedingt die besonders gefährdeten Körperstellen des Pflegekunden.
- In regelmäßigen Abständen beobachten Sie diese gezielt, bei vorhandener und anhaltender Rötung führen Sie den Fingertest durch: Mit Ihrer Fingerkuppe drücken Sie kurz in die Mitte der Rötung. Verschwindet diese auf den Druck hin nicht, liegt bei Ihrem Pflegekunden ein Dekubitus 1. Grades vor.
- Holen Sie sich zur Versorgung bestehender Hautdefekte immer eine ärztliche Anordnung ein, oder noch besser: Greifen Sie auf den Rat eines weitergebildeten Wundexperten zurück.
- Dokumentieren Sie den Wundverlauf regelmäßig und verwenden Sie in jedem Fall Fotos, um eine fortschreitende Heilung oder auch eine Stagnation der Heilung rechtzeitig erkennen und handeln zu können.

1.4.4 Ernährung

- Um alle Körperfunktionen optimal zu unterstützen, sollte sich Ihr Pflegekunde vollwertig, eiweiß- und vitaminreich, ernähren. Beraten Sie ihn zu geeigneten Lebensmitteln.
- Weist der Pflegekunde Mangelerscheinungen auf, kann nach Rücksprache im Team und mit dem behandelnden Arzt substituiert werden. Nahrungsergänzungsmittel sind eine Maßnahme.
- Bei bestehenden und schlecht heilenden Wunden sollten Sie insbesondere Zink separat zuführen. Es unterstützt die Wundheilung und kann in Form von Tabletten genommen werden.
- Untergewichtige oder kachektische Pflegekunden sollten zusätzliche Kalorien aufnehmen: Torte statt Rührkuchen, hochkalorische Shakes oder das verstärkte Anbieten von Zwischenmahlzeiten sind Ihre Mittel der Wahl.

Tipp

Achtung bei der Risikoeinschätzung Dekubitus bei kachektischen Pflegekunden: Hier sollten Sie auch an eher selten gefährdete Körperstellen denken, etwa den Hinterkopf oder die Ohrmuscheln.

Wenden Sie alle vorgestellten Prophylaxen bei Ihren gefährdeten Pflegekunden regelmäßig an, bestehen sehr gute Chancen, dass Sie Dekubitalgeschwüre weitestgehend vermeiden.

1.5 Dokumentieren Sie Ihre bisherigen Schritte und legen Sie los

Am Ende der Risikoeinschätzung und nach der Planung der passenden Maßnahmen sollten Sie innehalten und Ihre bisherigen Schritte dokumentieren. Nutzen Sie dafür das passende Themenfeld in der Informationssammlung und im Maßnahmenplan.

- Bewegungsschmerzen werden im TF 2 – Mobilität dokumentiert.
- Tumor- oder sonstige Schmerzen werden im TF 3 – krankheitsbezogene Anforderungen und Belastungen – dokumentiert.

Achten Sie dabei besonders auf die passende professionelle Begründung. Es muss für einen Dritten eindeutig ersichtlich sein, wie Sie zu Ihrer Risikoeinschätzung gekommen sind.

Beispiel **Erhöhte Dekubitusgefahr**

Beim Pflegekunden Herrn Schmidt besteht eine erhöhte Dekubitusgefahr. Aufgrund seiner Demenz kann er Druckschmerzen nicht adäquat wahrnehmen und/oder äußern. Aufgrund seiner bestehenden Immobilität kann er Positionswechsel im Bett und im Rollstuhl nicht allein durchführen und ist komplett auf personelle Unterstützung angewiesen. Besonders gefährdete Körperstellen sind beide Fersen und der Steiß.

Im Rahmen der Umsetzung geplanter Maßnahmen in der Praxis sollten Sie immer auch das Gespräch mit Ihrem Pflegekunden und/oder seinen Angehörigen suchen. Erläutern Sie das identifizierte Risiko und die darauf basierenden fachlich notwendigen Maßnahmen.

Wichtig **Information und Anleitung sind die Basis des Erfolgs**

Gerade im ambulanten Bereich ist die Information und ggf. Anleitung der privaten Pflegepersonen entscheidend für den Erfolg der Prophylaxe.

Infomieren Sie im Anschluss Ihre Kolleg*innen über die künftigen To do's beim Pflegekunden und legen Sie das nächste Datum der Evaluation für die Risikoeinschätzung und die Maßnahmenplanung fest.

1.6 Fazit: Individuell evaluieren und die Haut regelmäßig inspizieren

1. War die Risikoeinschätzung stimmig?
2. Ist die darauf basierende Maßnamenplanung in der Praxis erfolgreich?

Überprüfen Sie beides im Rahmen einer Evaluation und passen Sie danach bei Bedarf Ihre Angaben an. Es gibt keine festen Evaluationszeiträume, die Sie einhalten müssen. Legen Sie deshalb für jeden Pflegekunden ein individuelles Datum zur Überprüfung fest. Selbstverständlich evaluieren Sie die Risikoeinschätzung zusätzlich jedes Mal, wenn sich der Gesundheits- oder Allgemeinzustand Ihres Pflegekunden gravierend verändert, etwa nach einem längeren Krankenhausaufenthalt.

Tipp

Mit dem Fingertest testen Sie den Erfolg der Maßnahmen schnell und einfach.

Wie der Expertenstandard Dekubitusprophylaxe[3] empfiehlt, sind engmaschige Hautinspektionen der sicherste Weg, um schnell und mit einfachen Mitteln die Wirksamkeit der Dekubitusprophylaxe zu überprüfen. Führen Sie den »Fingertest« v. a. an Hautstellen durch, die sich über knöchernen Vorsprüngen befinden, etwa am Steiß oder an den Fersen. Liegt dort eine Rötung vor, drücken Sie auf diese und nehmen den Finger danach wieder weg. Wird das betroffene Hautareal darunter weiß, besteht nur eine oberflächliche Rötung, es ist also alles ok. Bleibt das Gewebe aber rot handelt es sich um eine tiefe Gewebeschädigung und es besteht bereits ein Dekubitus ersten Grades. Nun helfen ad-hoc nur noch eine schnelle und kontinuierliche Druckentlastung sowie eine zeitnahe Evaluation von Risikoeinschätzung und Maßnahmenplanung.

Hier noch einmal (▸ Abb. 2) in der Übersicht alle wichtigen Schritte, die Sie zur fachlich korrekten Umsetzung der Risikoeinschätzung Dekubitus durchführen sollten.

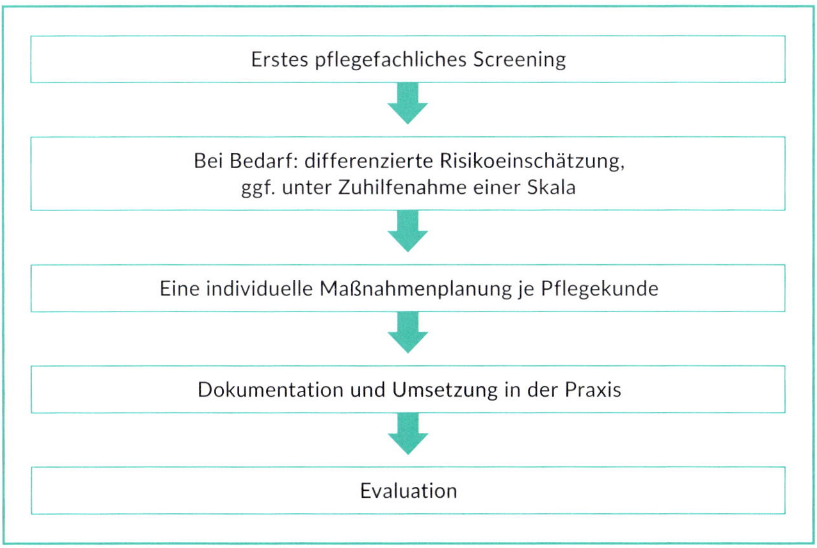

Abb. 2: Risikoeinschätzung Dekubitus.

3 DNQP (2017): Expertenstandard Dekubitusprophylaxe in der Pflege. Osnabrück, S. 48

2 Risiko Sturz

Info

*»Der Expertenstandard hat zum Ziel, Pflegefachkräfte sowie Pflege- und Gesundheitseinrichtungen dabei zu unterstützen, basierend auf wissenschaftlichen Erkenntnissen und Expertenmeinungen, Stürzen vorzubeugen und Sturzfolgen zu minimieren.«**

* DNQP (2022): Expertenstandard Sturzprophylaxe in der Pflege. 2. Akt., Osnabrück, S. 20ff.

Mit zunehmendem Alter nimmt naturgemäß die Reaktionsfähigkeit des Menschen ab, was zu einem erhöhten Sturzrisiko führen kann. Kommen außerdem körperliche/geistige Erkrankungen oder Behinderungen hinzu, kann mitunter jede Eigenaktivität des Pflegekunden zur Gefahr werden. Neben Prellungen, Frakturen etc. ist für den Pflegekunden mit einem Sturz oft auch ein seelisches Trauma verbunden (»Post-Fall-Syndrom«), das zusätzliche Verunsicherung und Hilflosigkeitsgefühle auslöst.

Freiheitsentziehende Maßnahmen (FEM) sind keine Lösung! Das Ziel der Sturzprophylaxe ist nicht eine Einschränkung der Bewegungsfreiheit, sondern die Erhaltung bzw. Wiederherstellung einer größtmöglichen, sicheren Mobilität, verbunden mit einer höheren Lebensqualität. Die Expertenarbeitsgruppe[4] spricht sich daher gegen jegliche Form freiheitsentziehender Maßnahmen zum Zwecke der Sturzprophylaxe aus.

Anfang Oktober 2022 wurde die erste globale Leitlinie zur Sturzprävention[5] veröffentlicht: *»Mit den jetzt veröffentlichen »World Falls Guidelines« stellen die Experten eine Reihe von evidenz- und konsensbasierten Empfehlungen zur Sturzprävention und -behandlung für ältere Erwachsene zur Verfügung, die insbesondere den medizinischen Fachkräften neue Möglichkeiten bieten.«*[6]

Stürze sind einer der häufigsten Gründe, warum Menschen – gerade im höheren Alter – ins Krankenhaus eingewiesen werden müssen. Mit der neuen Sturzleitlinie soll das bald der Vergangenheit angehören: *»Alle älteren Erwachsenen sollten wesentlich umfänglicher als bisher zur Sturzprävention und körperlichen Aktivität beraten werden. Mindestens einmal im Jahr sollte der Hausarzt betroffene Patienten nach Stürzen oder Sturzrisiken befragen.«*[7]

2.1 Diese wichtigen Hintergrundinfos sollten Sie zum Risiko Sturz kennen

Seit dem Beginn Ihrer Tätigkeit in der Pflege wurden Sie bestimmt immer wieder mit dem Thema »Sturz« konfrontiert, oder?

- Was ist alles zu beachten, wenn ein Pflegekunde eine erhöhte Sturzgefahr hat?
- Hilfe, ein Pflegekunde ist gestürzt! Was muss ich jetzt tun?

Das sind nur zwei Fragen unter vielen, die Sie tagtäglich bei der Versorgung von Pflegekunden umtreiben. Erfahren Sie jetzt mehr dazu, wie Sie am besten mit diesem Sturzrisiko umgehen und welche Besonderheiten dabei zu beachten sind.

---

[4] DNQP (2022): Expertenstandard Sturzprophylaxe in der Pflege. 2. Akt., Osnabrück, S. 34
[5] https://academic.oup.com/ageing
[6] https://www.ostechnik.de/news/7438-altersmediziner-veroeffentlichen-erste-globale-sturzleitlinie
[7] Ebd.

2.2 Ein Sturz – Was ist das eigentlich?

»Frau Sommer ist heute Morgen etwas getaumelt. Ich konnte sie gut stützen, sie ist an meiner Hand zu Boden geglitten. Das war doch dann kein richtiger Sturz, oder? Muss ich das jetzt dokumentieren?«, fragte mich kürzlich die Pflegekraft Lisa.

Wie würden Sie die Situation beurteilen? – Richtig, auch dieser »Sturz« muss dokumentiert werden.

Definition **Sturz**

Ein Sturz ist jedes Ereignis, in dessen Folge eine Person unbeabsichtigt auf dem Boden oder einer tieferen Ebene aufkommt.

* DNQP (2022): Expertenstandard Sturzprophylaxe in der Pflege. 2. Akt., Osnabrück, S. 20 (in Anlehnung an die Definition der WHO.

Diese Definition ist sehr eng gefasst und der Grund dafür liegt in Ihrem fachlichen (Pflege-)Auftrag begründet. Stellen Sie sich vor, der Sturz von Frau Sommer würde nicht dokumentiert, weil Lisa das zu-Boden-Gleiten der Pflegekundin nicht als Sturz beurteilt. Sie würde das Thema einfach abhaken. Am übernächsten Tag würde Frau Sommer vielleicht wieder taumeln. Und diesmal wäre keine Pflegekraft in der Nähe – Frau Sommer stürzt nun »richtig« und verletzt sich dabei.

Sie können sich sicher vorstellen, dass es vielleicht den zweiten Sturz nicht gegeben hätte, wenn sich Lisa schon beim ersten Mal näher mit dem Ereignis auseinandergesetzt hätte. Im Rahmen einer Sturzdokumentation wird z. B. immer auch nach möglichen Ursachen gefragt, welche Medikamente der Pflegekunde einnimmt, welche Diagnosen vielleicht die Sturzneigung fördern etc.

Lisa hat auf meinen Rat hin den Sturz von Frau Sommer dokumentiert. Dabei ist ihr auch aufgefallen, dass Frau Sommer seit einigen Tagen ein neues Medikament für den Blutdruck einnimmt. Frau Sommers Blutdruck stellte sich bei der Kontrolle als sehr niedrig heraus, sodass der Blutdrucksenker die wahrscheinliche Ursache des Sturzes war.

Fazit **Jeder Sturz muss dokumentiert werden**

Alle wichtigen Informationen erhalten Sie nur, wenn tatsächlich jeder Sturz als solcher erkannt und auch dokumentiert wird. Der sorgfältige Umgang hilft Ihnen dabei, Zusammenhänge zu erkennen und die Versorgung Ihrer Pflegekunden entsprechend anzupassen.

2.3 Die Sturzprophylaxe als alltägliche Maßnahme

Natürlich können Sie nicht jeden Sturz eines Pflegekunden verhindern. Auch wenn das schwer zu akzeptieren ist. Wenn ein Pflegekunde immer wieder allein aufsteht, obwohl er nicht mehr stabil stehen/laufen kann und trotz aller Vorsichtsmaßnahmen von pflegerischer Seite trotzdem stürzt und sich verletzt, hat man als Pflegekraft oft trotzdem ein schlechtes Gewissen. Ein bisschen verringern können Sie das, wenn Sie sich immer wieder Ihren pflegerischen Auftrag und Ihren Verantwortungsbereich vor Augen halten:

1. Als Pflegefachkraft sind Sie dafür verantwortlich, ein potenzielles Sturzrisiko bei Ihren Pflegekunden zu erkennen und fachlich sicher einzuschätzen.
2. Je nach Ergebnis dieser Einschätzung planen Sie anschließend passende Maßnahmen zur Prophylaxe. Als Ziele bei der Maßnahmenplanung gelten: Stürze weitgehend verhindern und eventuelle Sturzfolgen minimieren.
3. Im dritten Schritt sorgen Sie für die Umsetzung dieser Maßnahmen in der täglichen Arbeit. Dabei ist wichtig, dass nicht nur Sie als Einzelkämpfer agieren, sondern dass Sie dafür sorgen, dass alle Kolleg*innen die wichtigen Informationen bekommen und die Maßnahmen ebenfalls umsetzen. Beachten Sie dabei: Neue Mitarbeiter*innen oder unerfahrene Kräfte brauchen gegebenenfalls Anleitung dafür.

4. Abschließend folgt die Evaluation: Verändert sich der Pflegekunde in seinen Ressourcen und Fähigkeiten, z. B. nach einem Krankenhausaufenthalt, gilt es, wieder am Anfang zu beginnen und zu überprüfen: Hat sich die Risikoeinschätzung jetzt auch verändert? Braucht es neue oder andere Maßnahmen?

Wie Ihnen eine gute Risikoeinschätzung gelingt erfahren Sie jetzt.

Info

Die folgenden Ziele zum Umgang mit der Sturzgefahr werden im Expertenstandard* definiert:

- Eine aktuelle, systemische Erfassung des Sturzrisikos liegt vor.
- Ein individueller Maßnahmenplan zur Sturzprophylaxe liegt vor.
- Der Pflegekunde und seine Angehörigen kennen das individuelle Sturzrisiko, sowie geeignete Maßnahmen zur Sturzprophylaxe. Die Beratung und gegebenenfalls die Schulung sind dokumentiert.
- Interventionen, Hilfsmittel und Umgebung sind dem individuellen Sturzrisiko angepasst und fördern eine sichere Mobilität.
- Den an der Versorgung beteiligten Berufs- und Personengruppen sind das individuelle Sturzrisiko und die jeweils notwendigen Maßnahmen zur Sturzprophylaxe bekannt.
- Größtmögliche Sicherheit beim Aufstehen, beim Stand und beim Gehen ist für den Pflegekunden gewährleistet.
- Seine größtmögliche Selbstständigkeit bleibt erhalten.
- Die Lebensqualität des Pflegekunden bleibt erhalten.
- Das Sturzrisiko ist minimiert.
- Möglichen Sturzfolgen wird so weit als möglich vorgebeugt.
- Körperbalance und Gleichgewicht werden gefördert.
- Mögliche Nebenwirkungen von Medikamenten sind frühzeitig erkannt und eine entsprechende Reaktion erfolgt.

* Vgl. DNQP 2022

2.4 Schätzen Sie das individuelle Sturzrisiko gemäß der fachlichen Kriterien des Expertenstandards ein

Liegt eine erhöhte Sturzgefahr bei Ihrem Pflegekunden vor? Identifizieren Sie möglichst umfassend alle Risikofaktoren. ▶Tab. 7 bildet alle Risikofaktoren ab, die im Expertenstandard genannt werden.

Tab. 7: Sturzrisikofaktoren gemäß Expertenstandard

Name des Pflegekunden:	
Datum:	
Personenbezogene Risikofaktoren	
Probleme bei der Körperbalance	☐
Eingeschränkte Bewegungsfähigkeit	☐
Diagnosen, die die Bewegungsfähigkeit direkt beeinflussen wie Morbus Parkinson, Multiple Sklerose oder ähnliche	☐
Körperliche Schwäche	☐
Depressionen	☐
Schwindel	☐
Niedriger Blutdruck	☐
Gefahr der Hypoglykämie	☐
Dranginkontinenz oder Nikturie	☐
Sehstörungen	☐
Bekannte Stürze aus der Vergangenheit	☐
Medikamentenbezogene Sturzrisikofaktoren	
Einnahme von Diuretika	☐
Einnahme von Psychopharmaka	☐

Umgebungsbezogene Sturzrisikofaktoren	
Geringe Beleuchtung	☐
Anwendung von FEM	☐
Hindernisse auf dem Boden	☐
Fehlende Haltemöglichkeiten	☐
Inadäquates Schuhwerk	☐
Auswertung: Können Sie einen oder mehrere Haken setzen? Dann müssen Sie davon ausgehen, dass Ihr Pflegekunde ein erhöhtes Sturzrisiko hat.	

Auch wenn der Expertenstandard ausdrücklich die personen-, medikamenten- und umgebungsbezogenen Risikofaktoren für eine professionelle Risikoeinschätzung nennt, sollten Sie sich weiter an der gewohnten Struktur orientieren und auch bei diesem Risiko auf die Matrix in der SIS® zurückgreifen. Ihr Mehrwert: Eine solch intensive erste Risikoeinschätzung, bei der Sie die Checkliste der Sturzrisikofaktoren gemäß Expertenstandard und den Test zur Risikomatrix (▸ Tab. 8) nutzen, sorgt für ein hochprofessionelles Ergebnis. In der Regel können Sie damit das Risiko schon so gut einschätzen, dass Sie auf kein weiteres Assessment zurückgreifen müssen.

Tab. 8: Checkliste zur Einschätzung des Risikos Sturz

Themenfelder	Ja	Nein
Themenfeld 1: Kognitive und kommunikative Fähigkeiten		
Hilfe kann aufgrund von Aphasie nicht angefordert werden.	☐	☐
Beeinträchtigtes Sehvermögen	☐	☐
Betroffene kommen mit der Notrufanlage nicht zurecht	☐	☐
Hilfsmittel können nicht mehr adäquat genutzt werden (z. B. Gehstock, Rollatoren), werden selbst zum Sturzrisiko	☐	☐
Die Nutzung von Hilfsmitteln wird aufgrund einer kognitiven Erkrankung vergessen	☐	☐

Themenfelder	Ja	Nein
Themenfeld 2: Mobilität und Beweglichkeit		
Stürze aufgrund Kraftlosigkeit und mangelnder körperlicher Kondition	☐	☐
Mobilitätseinschränkungen durch Paresen	☐	☐
Fixierungen (freiheitsentziehende Maßnahmen als Sturzrisiko)	☐	☐
Motorische Unruhe (Pflegekunde läuft bis zur Erschöpfung)	☐	☐
Bewegungen können nicht mehr koordiniert werden.	☐	☐
Gleichgewichtsstörungen	☐	☐
Themenfeld 3: Krankheitsbezogene Anforderungen und Belastungen		
Apoplexie mit Paresen/Hemiplegie/Paraplegie	☐	☐
Parkinson	☐	☐
MS-Erkrankungen	☐	☐
Erblindung oder andere schwerwiegende Erkrankungen des Sehapparates	☐	☐
Inkontinenz	☐	☐
Depression	☐	☐
Schwindel	☐	☐
Demenz	☐	☐
Diuretika als Dauer- oder Akutmedikation	☐	☐
Psychopharmaka und/oder Schlafmedikamente	☐	☐
Themenfeld 4: Selbstversorgung		
Hilfsmittel können nicht beschafft werden	☐	☐
Hilfe kann nicht mehr selbst eingefordert werden	☐	☐
Hindernisse können nicht selbst beseitigt werden	☐	☐
Schuhe können nicht selbst angezogen werden	☐	☐
Behindernde Kleidung /Schuhwerk	☐	☐

Themenfelder	Ja	Nein
Themenfeld 5: Leben in sozialen Beziehungen		
Gewohnheiten/Wünsche, die Risiken nach sich ziehen, z. B. private Einrichtungsgegenstände im Zimmer (Teppiche etc. als Stolperfallen)	☐	☐
Es befinden nicht ausreichend blendungsfreie Beleuchtungen in allen Räumen und Gängen des Hauses	☐	☐
Es befinden sich keine ausreichenden Sitz- und Ruhemöglichkeiten auf längeren Strecken, die der Pflegekunde täglich gehen muss	☐	☐
Auswertung: Haben Sie deutlich mehr Ja- als Nein-Antworten angekreuzt? Dann besteht bei Ihrem Pflegekunden eine erhöhte Sturzgefahr. Sind Sie sich unsicher, ob wirklich eine erhöhte Gefahr besteht? Dann greifen Sie noch auf ein Differentialassessment zurück.		

2.5 Diese Differentialassessments stehen Ihnen bei Bedarf zur Verfügung

Sollten Sie in der Risikomatrix in einem Themenfeld unsicher sein, haben Sie die Möglichkeit, quasi zur Absicherung, eine zusätzliche Risikoeinschätzung durchzuführen. Diese zusätzliche Risikoeinschätzung bezeichnet man als Differentialassessments.

Es gibt keinerlei Vorgaben darüber, was ein Differentialassessment alles sein kann. Dies wählen Sie allein aufgrund Ihres Fachwissens aus. Ich gebe Ihnen aber einige Anregungen, was Sie hier für das Beispiel Sturz wählen können. Im Folgenden möchte ich Ihnen gern die Hendrich-Skala, die Morse-Skala, die STRATIFY-Skala, den Steh-auf-und-geh-Test und den Mobilitätstest nach Tinetti näher vorstellen. Diese fünf Assessments sind zum einen die bekanntesten und in der Pflegewissenschaft am besten erforschtesten Instrumente, zum anderen sind sie im deutschsprachigen Raum am meisten verbreitet. Aber es gibt noch einige mehr: etwa den Chair-Rising-Test, den Romberg-Test, die Berg-Balance-Skala, die Downton-Fall-risk-toll oder den Conley-Scale

Die **Hendrich-Skala** garantiert eine solide Risikoeinschätzung, erfordert jedoch im Vorfeld ein bisschen Denkarbeit. Mit diesem Assessment gelingt es, ein potenzielles Sturzrisiko anhand von acht Faktoren relativ rasch einzuschätzen:

1. Alter
2. Stürze in der Vorgeschichte
3. Mentaler Zustand
4. Alkohol
5. Gang und Gleichgewicht
6. Ausscheidung
7. Medikamente
8. Aktivität

Es erfolgt eine Punktebewertung, die anschließend Rückschlüsse darüber gibt, ob bei Ihrem Pflegekunden ein geringes, ein hohes oder ein sehr hohes Sturzrisiko vorliegt. Die Skala kommt aus den USA und wurde maßgeblich von der amerikanischen Pflegewissenschaftlerin Ann Hendrich entwickelt.

Sieht man die Hendrich-Skala zum ersten Mal, verwirrt sie teilweise. Es ist deshalb sinnvoll, dass Sie sich vor der Anwendung am Pflegekunden zuerst in Ruhe damit auseinanderzusetzen. Warum sind z. B. so viele Felder leer? Dies dient rein der grafischen Darstellung – die leeren Felder können Sie also getrost ignorieren.

Tab. 9: Hendrich-Skala (leicht modifiziert)

Name des Pflegekunden:				Geburtsdatum:
Punkte	**Alter**	**Stürze in der Vorgeschichte**	**Mentaler Zustand**	**Alkohol (z. B. auch Pepsinwein u. ä.)**
1	60–69			
2	70–79	Bereits ein- oder zweimal gestürzt	Verwirrt/desorientiert	gelegentlich
3	80+			
4		Bereits mehr als dreimal gestürzt	Zeitweise verwirrt/desorientiert	regelmäßig

Auswertung:
Addieren Sie alle Punkte und tragen Sie die Gesamtpunktzahl hier ein: ___________

Lesen Sie jetzt in der Legende nach, wie es um das Sturzrisiko Ihres Pflegekunden bestellt ist:
Bis 4 Punkte: Geringes Sturzrisiko
Ab 4 Punkten: Maßnahmen zur Sturzverhütung einleiten
5–10 Punkte: Hohes Sturzrisiko
11–24 Punkte: Sehr hohes Sturzrisiko

Name der durchführenden Pflegekraft:

Gang und Gleichgewicht	**Ausscheidung**	**Medikamente (hier auch zukünftig geplante, sowie die der letzten 7 Tage)**	**Aktivität**
	Blasenverweil-katheter/ Enterostoma		Selbstständig/ benutzt Bad und Toilette
Gehbehinderung/ evtl. gehen mit Gehhilfe oder Assistenz		Ein Medikament	
Orthostatische Störung/Kreislauf-probleme beim Aufstehen und Gehen	Kontinent/braucht jedoch Hilfe	Zwei Medikamente	Aufstehen aus Bett mit Hilfe
Ungleichmäßig instabil, kann kaum die Balance halten im Stehen und Gehen	Harn- und stuhl-inkontinent	Drei oder mehr Medikamente	Beschränkt auf Bett und Stuhl

Beispiel **Wie hoch ist das Sturzrisiko von Herrn Sommer?**

Herr Sommer ist 82 Jahre alt. Er hat keine kognitiven Einschränkungen und ist bisher auch noch nicht gestürzt. Seine Mobilität ist uneingeschränkt, er versorgt sich selbst. Er trinkt auch keinen Alkohol, muss allerdings wegen einer Hypertonie täglich einen Blutdrucksenker einnehmen.

Beurteilen Sie Herrn Sommers Sturzrisiko nun anhand der Hendrich-Skala, gehen Sie Schritt für Schritt vor:
In der ersten Spalte wird der Faktor **Alter** bemessen. Da Herr Sommer 82 Jahre alt ist, erhält er drei Punkte. (Vier Punkte sind beim Alter nicht möglich, wäre der Pflegekunde also z. B. 104 Jahre alt, würde er ebenfalls lediglich drei Punkte erhalten.)
Keinen Punkt erhält Herr Sommer bei den nächsten fünf Faktoren, da keine Beschreibung davon auf ihn zutrifft.
Herr Sommer muss täglich ein Medikament einnehmen – entsprechend bekommt er gemäß der Skala zwei zusätzliche Punkte. In der letzten Spalte trifft wiederum kein Punkt auf ihn zu. Herrn Sommers Gesamtergebnis sind damit fünf Punkte. Nach der Auswertung liegt damit ein hohes Sturzrisiko vor und Sie sind aufgefordert, Maßnahmen zur Prophylaxe einzuleiten. Hätten Sie dieses Ergebnis bei einem so fitten Pflegekunden wie Herrn Sommer erwartet? Ich vermute: Eher nicht. Schließlich hat er außer seinem Alter und einer Blutdruck-Tablette am Tag keine weiteren Risikofaktoren.
Sie sollten deshalb bei der Anwendung von Assessments immer auch kritisch sein und prüfen, ob diese zusätzliche Nutzung wirklich einen Mehrwert zu Ihrer pflegefachlichen Einschätzung bringt.

Ich bin gespannt, welche Ergebnisse unser Herr Sommer bei den anderen Skalen erzielen wird, Sie auch?

2.5.1 Die Morse-Skala eignet sich am besten für Pflegekunden im Setting Krankenhaus

Im Zuge der generalistischen Pflegeausbildung lernen unsere zukünftigen Kolleg*innen die Pflege nicht mehr nur in wenigen Settings, wie es bei den früheren Pflegeausbildungen der Fall war. Die heutigen Auszubildenden haben viele wechselnde Praxiseinsätze und dadurch die Chance, viele verschiedenen Settings/Felder der Pflege kennenzulernen: Die stationäre Langzeitpflege, die ambulante Pflege, die stationäre Akutpflege, die pädiatrische und die psychiatrische Pflege und, und, und.

Sind Sie selbst in einem Krankenhaus tätig oder arbeiten Sie als Praxisanleiter*in? Dann können Sie zur Einschätzung des Sturzrisikos in diesem Setting sehr gut auf die Morse-Skala (▶ Tab. 10) zurückgreifen. Diese eignet sich besonders gut für Pflegekunden, die in einem Krankenhaus versorgt werden. Hier wird z. B. mit ausgewertet, ob der zu Pflegende derzeit eine intravenöse Therapie erhält.

Tab. 10: Morse-Skala, leicht modifiziert

Name des Pflegekunden: Geburtsdatum: Name der durchführenden Pflegekraft:	
Ist der Patient während oder in der Zeit kurz vor dem stationären Aufenthalt bereits einmal ohne äußere Gewalteinwirkung gestürzt?	☐ Nein = 0 ☐ Ja = 25
Ist bei dem Patienten mehr als eine Erkrankung bekannt?	☐ Nein = 0 ☐ Ja = 15
Wird bei dem Patienten eine i. v.-Therapie durchgeführt?	☐ Nein = 0 ☐ Ja = 20
Welche Aussage zur Gehhilfe trifft zu: • Der Patient geht ohne Gehhilfe (muss gestützt werden/benutzt einen Rollstuhl/hat Bettruhe). • Der Patient benutzt Krücken/einen Gehstock/eine andere mechanische Gehhilfe. • Der Patient stützt sich an Möbeln und Wänden ab.	 ☐ 0 ☐ 15 ☐ 30

Welche Aussage zur Gangsicherheit trifft zu:	
• Der Patient geht sicher oder verlässt das Bett gar nicht (Bettruhe).	☐ 0
• Der Patient geht unsicher.	☐ 10
• Der Patient ist in seiner Gangsicherheit erheblich beeinträchtigt.	☐ 20
Welche Aussage zur Orientiertheit trifft zu:	
• Der Patient schätzt seine Mobilität richtig ein, befolgt Anweisungen und erbittet, wenn nötig, Hilfe.	☐ 0
• Der Patient überschätzt sich/vergisst Anweisungen.	☐ 15
Addieren Sie die gesamten Punkte:	
Auswertung: Bei einer Gesamtpunktezahl von 55 Punkten und mehr besteht beim Patienten ein erhöhtes Sturzrisiko.	

Interessant: Hat unser Herr Sommer gemäß der Hendrich-Skala noch ein sehr hohes Sturzrisiko, ist das nach der Morse-Skala nicht mehr der Fall. Er würde bei diesem Assessment null Punkte erreichen, denn außer seiner Hypertonie sind auch keine weiteren Erkrankungen bekannt.

2.5.2 Die STRATIFY-Skala ist für ältere Pflegekunden sinnvoll

Die Abkürzung STRATIFY steht für **St**. **T**homas **R**isk **A**ssessment **T**ool **i**n **F**alling Elderl**y** Inpatients. Wie der Name klar impliziert, geht es hier speziell um ältere Pflegekunden. Anhand von insgesamt sechs Kategorien wird das Sturzrisiko bewertet, wobei die fünfte Kategorie besondere Aufmerksamkeit verlangt.

Hier beurteilen Sie das Bewegungsmuster Ihres Pflegekunden mit Hilfe der kleinen Barthel-Subskala (Info: Der Barthel-Index ist ein Bewertungsverfahren der alltäglichen Fähigkeiten eines Menschen. Bei dem kleinen Auszug im Rahmen der STRATIFY-Skala wird lediglich der Punkt »Bewegung« herausgegriffen) und übertragen dieses Ergebnis dann in die STRATIFY-Skala.

Tab. 11: STRATIFY-SKALA, leicht modifiziert

	Ja	Nein
Kürzlicher Sturz		
Sturz während oder bis 2 Monate vor Klinikaufenthalt	☐ 1 Punkt	☐ 0 Punkte
Mentale Alteration		
Verwirrtheit, Desorientiertheit und/oder Agitiertheit	☐ 1 Punkt	☐ 0 Punkte
Toilettendrang		
Hat der Patient einen gehäuften Bedarf, die Toilette aufzusuchen/zu benutzen? (z. B. Frequenz, Dringlichkeit, Inkontinenz)	☐ 1 Punkt	☐ 0 Punkte
Sehbehinderung		
Hat der Patient eine funktionell alltagsrelevante Visusminderung?	☐ 1 Punkt	☐ 0 Punkte
Barthel-Subskala		
Ergebnis der Barthel-Subskala (s. u.)	☐ 1 Punkt	☐ 0 Punkte
Medikation		
Sedativa, Antidepressiva und/oder Opiate/Opioide	☐ 1 Punkt	☐ 0 Punkte
Gesamtpunktzahl:		
Auswertung: Konnten Sie mindestens zweimal ja ankreuzen? Dann besteht nach der STRATIFY-Skala für Ihren Pflegekunden ein erhöhtes Sturzrisiko. Je mehr Ja-Antworten, desto höher das Sturzrisiko.		

Barthel-Subskala		
Bett/(Roll-)Stuhltransfer Komplett selbstständig aus liegender Position in (Roll-)Stuhl und zurück Aufsicht oder geringe Hilfe (ungeschulte Laienhilfe) Erhebliche Hilfe (geschulte Laienhilfe oder professionelle Hilfe) Wird faktisch nicht aus dem Bett transferiert		☐ 15 ☐ 10 ☐ 5 ☐ 0
Gehen auf ebenem Grund bzw. Rollstuhl fahren Kann ohne Aufsicht oder personelle Hilfe vom Sitz in den Stand kommen und mindestens 50 Meter ohne Gehwagen (ggf. mit Stöcken/Gehstützen) gehen Kann ohne Aufsicht oder personelle Hilfe vom Sitz in den Stand kommen und mindestens 50 Meter mit Hilfe eines Gehwagens gehen Kann mit Laienhilfe oder Gehwagen vom Sitz in den Stand kommen und Strecken im Wohnbereich bewältigen; alternativ: ist im Wohnbereich komplett selbständig im Rollstuhl Erfüllt »5« nicht		☐ 15 ☐ 10 ☐ 5 ☐ 0
Addieren Sie die Gesamtpunkte der Barthel-Subskala: Ordnen Sie dann das Ergebnis folgendermaßen auf der STRATIFY-Skala ein: Erreicht Ihr Pflegekunde insgesamt zwischen 15 bis 20 Punkten? ☐ Nein = 0 ☐ Ja = 1		

Auch nach der STRATIFY-Skala hat Herr Sommer keine erhöhte Sturzgefahr.

2.5.3 Der »Steh auf und geh«-Test erfordert die Mitwirkung des Pflegekunden

Der »Steh auf und geh«-Test (auch »Timed Up and Go«-Test, abgekürzt TUG), hat im Gegensatz zu den bisher vorgestellten Skalen den Nachteil, dass der Pflegekunde aktiv mitwirken und einen Bewegungstest absolvieren muss. Aufgrund der zu bewältigten Geh-Übung ist er daher nicht geeignet für Pflegekunden mit kognitiven Einschränkungen oder mit unvorhersehbaren Schwindelattacken.

An Materialien zur Vorbereitung benötigen Sie einen Stuhl, eine Stoppuhr und einen wasserlöslichen Stift. Leiten Sie Ihren Pflegekunden nun folgendermaßen an:

- Er soll sich auf den Stuhl setzen und sich dabei mit dem Rücken anlehnen.
- Wenn Sie das Signal geben, soll er aufstehen und bis zu der von Ihnen angebrachten Bodenmarkierung in drei Metern Entfernung gehen, sich dort umdrehen und wieder zum Stuhl zurückgehen und sich setzen.

Sie stoppen die Zeit, die er für diese Übung benötigt. Wenn die Aufgabe in weniger als 10 Sekunden durchgeführt wird, gilt Ihr Pflegekunde als selbstständig und mobil. Es besteht keine Sturzgefahr. Braucht er länger, besteht eine Sturzgefahr.

Herrn Sommer (▶ S. 56) können wir in diesem Assessment leider nicht verlässlich einschätzen, ich kann mir aber vorstellen, dass er die Übung in weniger als 10 Sekunden schafft. Was mir bei dem TUG-Assessment gut gefällt: Auch wenn der Pflegekunde Hilfsmittel für die Mobilität, wie z. B. einen Gehstock oder einen Rollator nutzt, kann er diese Übung trotzdem absolvieren. Sie haben dabei die Gelegenheit, gezielt zu erkennen, wie sicher er mit seiner Mobilitätshilfe zurechtkommt.
Bei einem negativen Ergebnis besteht im Anschluss vielleicht eine Maßnahme darin, die Nützlichkeit des bisherigen Hilfsmittels zu besprechen und ggf. Alternativen zu finden.

2.5.4 Der Mobilitätstest nach Tinetti wird am häufigsten in der Geriatrie verwendet

Der Tinetti-Test ergänzt sich gut mit dem eben vorgestellten TUG. Denn bei diesem Assessment werden ebenfalls Bewegungsübungen durch Ihren Pflegekunden durchgeführt, anhand deren Ergebnis Sie das Sturzrisiko einschätzen. Seit der ersten Veröffentlichung 1986 wurde der Tinetti-Test mehrmals überarbeitet, sodass heute mehrere unterschiedliche Versionen existieren.
Bitte beachten Sie bei der Anwendung: Sowohl der Gleichgewichtstest als auch die Gehprobe bergen bei der Durchführung die Gefahr eines Sturzes. Führen Sie das Assessment deshalb besser mit einem zweiten Kollegen

durch oder delegieren Sie die Durchführung an Ihre Physiotherapeuten. Die Sicherheit Ihres Pflegekunden geht in jedem Fall vor und sollte bei diesem Assessment besonders beachtet werden!

Tab. 12: Mobilitätstest nach Tinetti, leicht modifiziert

Name des Pflegekunden: Name der durchführenden Pflegekraft:	Geburtsdatum:
Gleichgewichtstest	
Gleichgewicht im Sitzen	☐ Lehnt zur Seite oder rutscht im Stuhl = 0 ☐ Sicher, stabil = 1
Aufstehen vom Stuhl	☐ Ohne Hilfe nicht möglich = 0 ☐ Möglich aber braucht Arme = 1 ☐ Möglich ohne Benutzung der Arme = 2
Versuch aufzustehen	☐ Unmöglich ohne Hilfe = 0 ☐ Möglich, aber braucht mehr als einen Versuch = 1 ☐ Möglich in einem Versuch = 2
Balance in den ersten fünf Sekunden/unmittelbare Stehbalance	☐ Unsicher (macht kleine Schritte/deutliche Rumpfbewegungen) = 0 ☐ Sicher (aber benötigt Hilfsmittel, z.B. Stock) = 1 ☐ Sicher ohne Hilfsmittel = 2
Standsicherheit mit eingestellten Füßen	☐ Unsicher = 0 ☐ Sicher, aber Füße weit auseinander (> 10cm) oder Hilfsmittel = 1 ☐ Sicher, ohne Hilfsmittel = 2
Sicherheit beim Stoß gegen die Brust	☐ Würde ohne Hilfe umfallen = 0 ☐ Ausweichschritte, muss sich an Hilfsmittel festhalten, fällt nicht um = 1 ☐ Sicher = 2
Balance mit geschlossenen Augen und Füßen	☐ Unsicher = 0 ☐ Sicher = 1
Drehung um 360°	☐ Diskontinuierliche Schritte, benötigt Hilfsmittel = 0 ☐ Kontinuierliche Schritte ggf. mit Hilfsmittel = 1 ☐ Sicher, kontinuierliche Schritte = 2
Abschließendes Hinsetzen	☐ Unsicher (schätzt Distanz falsch ein, fällt in Stuhl) = 0 ☐ Benutzung der Arme oder grobe Bewegungen = 1 ☐ Sicher mit feiner Bewegung = 2
Addieren Sie die gesamten Punkte des Gleichgewichtstests	

Gehprobe

Beginn des Gangs (unmittelbar nach dem Befehl, zu gehen)	☐ Zögern oder verschiedene Versuche = 0 ☐ Kein Zögern = 1
Schrittlänge und Schritthöhe Fuß rechtes Schwungbein	☐ Kommt nicht vor linken Standfuß beim Gang = 0 ☐ Kommt vor linken Standfuß = 1 ☐ Rechter Fuß hebt nicht vollständig vom Boden ab = 0 ☐ Rechter Fuß hebt vollständig vom Boden ab = 1
Schrittlänge und Schritthöhe Fuß linkes Schwungbein	☐ Kommt nicht vor rechtem Standfuß beim Gang = 0 ☐ Kommt vor rechtem Standfuß = 1 ☐ Linker Fuß hebt nicht vollständig vom Boden ab = 0 ☐ Linker Fuß hebt vollständig vom Boden ab = 1
Gangsymmetrie	☐ Rechte und linke Schrittlänge erscheinen nicht gleich = 0 ☐ Rechte und linke Schrittlänge erscheinen gleich = 1
Schrittkontinuität	☐ Anhalten oder Diskontinuität zwischen Schritt = 0 ☐ Schritte erscheinen gleich = 1
Wegabweichung	☐ Deutliche Deviation = 0 ☐ Leichte Deviation oder benötigt Hilfsmittel = 1 ☐ Gerade, ohne Hilfsmittel = 2
Rumpfstabilität	☐ Ausgeprägtes Schwanken oder benutzt Hilfsmittel = 0 ☐ Kein Schwanken aber vornübergebeugt oder braucht Arme zum Balancieren beim Gehen = 1 ☐ Kein Schwanken, nicht vornübergebeugt, muss sich nicht halten = 2
Schrittbreite	☐ Gang breitbeinig (mehr als 5cm) = 0 ☐ Füße berühren sich beinahe beim Gehen = 1

Addieren Sie die gesamten Punkte der Gehprobe

Summe Gleichgewichtstest:

Summe: Gehprobe:

Gesamtpunktzahl Tinetti-Test:

Auswertung:
0–9 Punkte: Mobilität massiv eingeschränkt, Sturzrisiko massiv erhöht
10–14 Punkte: Mobilität mäßig eingeschränkt, Sturzrisiko deutlich erhöht
15–19 Punkte: Mobilität leicht eingeschränkt, Sturzrisiko erhöht
20–27 Punkte: Mobilität leicht eingeschränkt, Sturzrisiko eventuell erhöht
28 Punkte: maximale Punktzahl: kein Hinweis auf Gang- oder Gleichgewichtsstörung

Herrn Sommer können wir bei diesem Bewegungstest wieder nicht ganz verlässlich einschätzen. Die unterschiedlichen Assessments haben bei seinem Praxisbeispiel aber insgesamt deutlich gezeigt, dass das Ergebnis je nach verwendeten Kategorien unterschiedlich ausfallen kann.

Tipp
Ihre pflegefachliche Einschätzung kann nicht durch eine Skala ersetzt werden. Nutzen Sie Assessments gern ergänzend, aber vertrauen Sie besonders auf Ihre Berufserfahrung und Ihr Know-how.

2.6 Planen Sie sinnvolle Maßnahmen …

Nach der Risikoeinschätzung planen Sie zu jedem identifizierten Risikofaktor die passende Maßnahme. Hat Ihr Pflegekunde vielleicht häufig mit niedrigem Blutdruck oder Hypoglykämien zu kämpfen? Dann wäre eine zeitnahe Vorstellung beim behandelnden Arzt sinnvoll. Hat Ihr Pflegekunde nur inadäquates Schuhwerk, das eher einen Sturz begünstigt als guten Halt zu geben? Dann wäre Ihre Beratung dazu eine wichtige Maßnahme.

Auf eine gute Beratung wird im Expertenstandard allgemein viel Wert gelegt. Die Information des Pflegekunden und/oder seiner Angehörigen bezüglich des identifizierten Risikos sollte genauso in Ihre Maßnahmenplanung Eingang finden wie die Beratung zu sinnvollen Maßnahmen.

2.6.1 … aber erkennen Sie dabei auch Ihre Grenzen!

Ein Beispiel: Sie sind Mitarbeiter*in eines ambulanten Pflegedienstes und versorgen Ihre Pflegekundin Frau Vogel zu Hause. Im Rahmen der Risikoanalyse Sturz fällt Ihnen der wellige Teppich in Frau Vogels Flur auf. Sie beraten die Pflegekundin und ihre Tochter zu diesem umgebungsbezogenen

Sturzrisikofaktor. Frau Vogel möchte den Teppich aber nicht missen und wünscht keine Veränderung. Frau Vogels Selbstbestimmungsrecht zählt und Sie haben mit der Identifikation des Risikos und Ihrer Beratung alles getan.

Welche weiteren sinnvollen Maßnahmen stehen Ihnen im Allgemeinen zur Verfügung? Im Folgenden habe ich Ihnen einige Standardmaßnahmen zusammengefasst.

2.6.2 Mobilisation

Die regelmäßige Mobilisation und die Bewegungsförderung ist für Pflegekunden etwas Entscheidendes und deshalb eine zentrale Aufgabe für Sie als Pflegekraft. Zum einen ermöglicht die erhaltene Mobilität die eigene Selbstständigkeit in vielen weiteren Alltagshandlungen, z. B. bei der Körperpflege oder beim Anziehen. Zum anderen wird mit einer eigenen Mobilität das Sturzrisiko minimiert. Je beweglicher und fitter der Pflegekunde ist, desto geringer ist die Wahrscheinlichkeit, dass er stürzt. Ihre prophylaktischen Maßnahmen sollten deshalb unbedingt in diesem Bereich ansetzen.

Einschränkungen in der Beweglichkeit, der Körperbalance, der Steh- und Gangsicherheit kann tatsächlich durch gezielte Maßnahmen vorgebeugt werden. Insgesamt drei unterschiedliche Kategorien stehen Ihnen dabei in der pflegerischen Begleitung zur Verfügung:

1. Die Körperbewegungen

- Die Anregung erfolgt durch auditive Reize, meist in Form von Musik (Sitztanz)
  - Vorteil: Die Freude und damit die Akzeptanz unter den Pflegekunden sind hoch.
  - Nachteil: Eine hohe Aufmerksamkeitsspanne und viele kognitive Ressourcen sind für die Umsetzung erforderlich.

2. Die Körpertätigkeiten

- Sie fördern den Aufbau von Kraft und/oder Ausdauer (schnelles Gehen, Schwimmen, Radfahren)
  - Vorteil: Die regelmäßige Aktivität – vielleicht sogar in der Gruppe – stärkt das eigene Körpergefühl.
  - Nachteil: Solche Tätigkeiten sind nur möglich, wenn der Pflegekunde noch über viele körperliche Ressourcen verfügt.

3. Die Koordinationsbewegungen

- Sie üben Bewegungsmuster ein und begünstigen so automatische Bewegungssteuerungen (Wasch- und Anziehtraining, Feldenkrais-Methode)
  - Vorteil: Automatisierte Bewegungsmuster bleiben auch bei einer demenziellen Erkrankung lange Zeit noch möglich.
  - Nachteil: Die regelmäßige Übung ist notwendig. Wird diese vernachlässigt, kann es schnell zu einem Abbau der Ressourcen kommen.

Mobilisation – Sorgen Sie zuerst für die richtige Umgebung

Gibt es äußere Faktoren, die die Mobilität einschränken? Identifizieren Sie diese mittels der untenstehenden Checkliste (▶ Tab. 13). Die einzelnen Punkte machen Sie sensibel und hellhörig, sodass Sie im Anschluss alles entfernen bzw. umgestalten können, was stört. Als Grundsatz gilt: Alles, was den Pflegekunden gefährden könnte, sollte entfernt werden. Nur dann können Sie die folgende Mobilisation einladend und sicher gestalten.

Gibt es äußere Faktoren, die die Mobilität positiv beeinflussen, ja sogar fördern? Auch hier sind die wichtigsten Punkte in der Checkliste benannt. Konzentrieren Sie sich im ersten Schritt darauf, mobilitätsfördernde Umgebungsfaktoren für Ihren Pflegekunden zu erkennen und umzusetzen.

Tab. 13: Negative und positive Umgebungsfaktoren für die Mobilität

Faktoren	☐
Negative Umgebungsfaktoren	
Schlechte Beleuchtung	☐
Türschwellen	☐
Rutschige Böden	☐
Fehlende Haltemöglichkeiten und Griffe	☐
Teppiche und andere Stolperfallen	☐
Schmale Türen, gerade für Rollstuhlfahrer	☐
Positive Umgebungsfaktoren	
Gute Lichtverhältnisse, insbesondere im eigenen Zimmer und im Bad	☐
Gute Lichtverhältnisse auch im weiteren Bereich wie in den Fluren	☐
Sinnvolle Raumgestaltung, z. B. praktische Anordnung der Möbel	☐
Rutschfeste Böden	☐
Sinnvolle Gestaltung der weiteren Umgebung, z. B. Sitzgelegenheiten auf langen Fluren und fest installierte Handläufe	☐
Pflegerische Hilfsmittel wie Mobilisations-Lifter oder Toilettensitzerhöhungen	☐
Rutschfeste Matten in der Dusche und/oder der Badewanne	☐

Planen Sie die passenden bewegungsfördernden Maßnahmen

Ich rate Ihnen, sich zu diesem Thema mit einem Ergotherapeuten zu beraten. Welche bewegungsfördernden Maßnahmen sind passend? Dazu gilt es, die Krankheitsgeschichte und den Allgemeinzustand des Pflegekunden zu bewerten und sich untereinander auszutauschen. Generell erzielen die folgenden Maßnahmen gute Erfolge in der Sturzprophylaxe:

Kraft- und Balancetraining
Pflegekunden mit verminderter Knochendichte, bereits erlebten Sturzereignissen, eingeschränkter Muskelkraft oder einem eingeschränkten Balancegefühl sind die Zielgruppe. Mit dem Training wird versucht, den Gleichgewichtssinn zu trainieren und die Muskelkraft in den unteren und oberen Extremitäten nach und nach zu steigern. All das dient dazu, das Sturzrisiko zu vermeiden.

Die Durchführung sollte mindestens einmal wöchentlich für eine Stunde erfolgen. Es ist dabei sinnvoll, gleich eine ganze Gruppe an Pflegekunden auszuwählen und einzuladen – das spart zeitliche und personelle Ressourcen. Die Aufteilung in 20 Minuten Balancetraining und 40 Minuten Krafttraining hat sich bewährt. Das Training erfolgt in Kreisform mit ca. 10 festgelegten, immer gleichen Übungen, die in ihrer Anzahl an Wiederholungen und Gewichten gesteigert werden.

Übungen für das Gleichgewicht und die Muskulatur der unteren Extremitäten:
- Kniebeugen
- Hüftseitheben
- Hüftstrecken
- Hüftbeugen
- Wadenflexion

Übungen für die Muskulatur der oberen Extremitäten:
- Übungen für Bizeps
- Übungen für Trizeps
- Übungen für Schulter und oberen Rücken
- Seitliches Schulterheben
- Schulterpresse

Tipp
Krafttraining ist auch bei eingeschränktem Mobilitätsstatus im Bett möglich! Gewichtsmanschetten, Übungsbänder aus Gummi, Tücher oder kleine Säckchen mit unterschiedlichem Inhalt können dem Pflegekunden gereicht, und er kann entsprechend angeleitet werden. Die regelmäßige Durchführung der Bewegungsübungen ist eine wesentliche Voraussetzung, um die eigene Rest-Mobilität zu erhalten oder sogar zu verbessern.

Wasch- und Anziehtraining
Wasch- und Anziehtraining ist immer indiziert, wenn bei einem Pflegekunden in diesen Bereichen Probleme, z. B. aufgrund einer Hemiparese, einer Hemiplegie, einer Apraxie, eines Neglects oder eingeschränkter kognitiver Leistungen bestehen.
Voraussetzungen für ein erfolgreiches Wasch- und Anziehtraining sind zum einen, dass die Grundpflege nicht komplett im Bett übernommen werden muss, zum anderen, dass der Pflegekunde mit Hilfe stehen kann. Ausschlusskriterium kann eine demenzielle Erkrankung im fortgeschrittenen Stadium sein.
Im Training bekommt der Pflegekunde Kompensationsstrategien gezeigt, um sich trotz der Behinderung selbstständig waschen und/oder anziehen zu können. Die Ziele:

- Entwickeln und üben von Strategien zum Ausgleich von Handicaps
- Förderung und Erhalt der größtmöglichen Selbstständigkeit
- Förderung der selbstständigen Handlungsplanung und auch -strukturierung, einzelne Handlungsabläufe sollen verinnerlicht werden
- Schulung der motorischen und koordinativen Fähigkeit
- Erlernen des Hilfsmitteleinsatzes
- Verbesserung von Ausdauer und Konzentration
- Steigerung des Selbstwertgefühls und die
- Verbesserung der Lebensqualität – alles in allem die »Hilfe zur Selbsthilfe«

Das Wasch- und Anziehtraining sollte immer sowohl Anleitung als auch Beratung, Begleitung und Unterstützung des Bewohners bei der Bewältigung der Grundpflege im Rahmen seiner individuellen Möglichkeiten beinhalten.

Wichtig **Der Pflegekunde braucht Zeit**

Der Therapeut/die Pflegekraft darf nicht zu früh in den Handlungsablauf eingreifen – dem Pflegekunden sollte Zeit geben werden. Und um ein optimales Ergebnis zu erzielen, ist die Kontinuität von großer Bedeutung. Außer bei der offiziell geplanten Maßnahme des Wasch- und Anziehtrainings, sollte auch die weitere grundpflegerische Versorgung am Morgen und am Abend denselben Richtlinien folgen, um das Einüben zu garantieren.

2.7 Fachlich auf dem neuesten Stand: Mit diesen Hilfsmitteln bewahren Sie Ihre Pflegekunden vor schlimmen Sturzspätfolgen

Neben der Anwendung der passenden prophylaktischen Maßnahmen sollte auch die Auswahl geeigneter Hilfsmittel ein Teil Ihrer Maßnahmenplanung sein. Vermutlich kennen Sie ähnliche Szenarien aus Ihrem stationären Arbeitsalltag nur zu gut: Ein an Demenz erkrankter Pflegekunde stürzt. Das Sturzrisiko bei ihm war allen Pflegekräften bekannt. Es wurde im Vorfeld professionell eingeschätzt, alle prophylaktischen Maßnahmen, die es gibt, wurden eingesetzt, und trotzdem: Der Pflegekunde stürzt so unglücklich, dass er einen Oberschenkelhalsbruch erleidet. Nun ist die Diskussion im Team groß: Waren unsere Maßnahmen wirklich ausreichend? Was hätten wir noch alles machen können?

2.7.1 Die fünf aktuell besten Hilfsmittel zur Sturzprophylaxe

In der Tabelle (▶ Tab. 14) erhalten Sie einen Überblick über aktuelle Hilfsmittel, die Sie gut zur Sturzprophylaxe einsetzen können, insbesondere bei demenzerkrankten Pflegekunden. Warum liegt der Schwerpunkt gerade auf dieser Klientel? Weil Sie hier keine Compliance erwarten dürfen. Dazu sind Ihre Pflegekunden aufgrund ihrer kognitiven Einschränkungen nicht mehr in der Lage. Die prophylaktischen Maßnahmen müssen wirken, auch wenn der Pflegekunde selbst nicht an ihnen mitwirken kann.

Tab. 14: Fünf Hilfsmittel der Sturzprophylaxe für demenzerkrankte Pflegekunden

Maßnahme	Erklärung	Einsatzgebiet
1. Hüftprotektoren	Spezielle Hüftprotektorhosen aus dem Fachhandel	Immer, wenn Ihr Pflegekunde ein stark erhöhtes Sturzrisiko hat
2. Stoppersocken	Spezielle Anti-Rutsch-Socken mit Gumminoppen an der Sohle	Wenn Ihr Pflegekunde nachts umherläuft oder wenn er sich im Laufe des Tages öfter mal die Schuhe auszieht
3. Niederflurbett	Spezielles Pflegebett, das im Gesamten so weit heruntergefahren werden kann, dass es nur noch ganz knapp über dem Boden ist	Für Pflegekunden, die Aufstehversuche in Verkennung der Gefahrensituation und in Fehleinschätzung ihrer Ressourcen unternehmen
4. Sensormatte	Matte, die Alarm gibt, sobald jemand auf sie tritt	Wenn Ihr Pflegekunde im Bett liegt, entweder nachts oder auch während der Mittagsruhe; die Matte dann direkt vor dem Bett platzieren
5. Bewegungsmelder	Melder, die Alarm geben, sobald jemand sich in das Erfassungsfeld bewegt	Wenn Ihr Pflegekunde im Bett liegt (nachts oder zur Mittagsruhe)

Folgende Tipps möchte ich Ihnen zu den einzelnen Maßnahmen aus meiner praktischen Erfahrung noch mitgeben:

1. Hüftprotektoren

Schulen Sie alle Kolleg*innen im richtigen Anlegen: Je nach Hersteller werden die Protektoren mal von oben nach unten oder auch umgekehrt platziert. Nur, wenn sie korrekt angelegt werden, können sie richtig helfen und im Falle eines Sturzes das Hüftgelenk Ihres Pflegekunden schützen.

Beachten Sie unbedingt auch die richtige Größe. Ich erlebe es im Alltag oft, dass diese bei der neuen Bestellung dieses Hilfsmittels eher nach Gefühl eingeschätzt wird: »Naja, das wird bei Herrn Schmitz bestimmt ein ›L‹ sein, und bei Frau Berg ein ›S‹.«

Hier kann man sich schnell verschätzen, oft wird auch nicht daran gedacht, das zusätzliche Volumen für Inkontinenzmaterial einzukalkulieren. Viele Hersteller nennen in ihren Katalogen oder auf ihren Websites inzwischen die genauen Maße in cm-Angaben. Nutzen Sie diese Hilfestellung und messen Sie die Umfänge bei Ihren Pflegekunden genau ab. Denn wenn diese sich mit der Hose wohlfühlen und sie nicht kneift, haben Sie eine gute Chance, dass Ihre Pflegekunden sie auch nicht von selbst wieder ausziehen.

2. Stoppersocken

Benötigt Ihr Pflegekunde die Socken 24 Stunden lang? Dann sorgen Sie dafür, dass er auch das richtige Schuhwerk dazu hat. Stoppersocken sind meist dicker, eventuell müssen dann die Schuhe eine Nummer größer besorgt werden.

3. Niederflurbett

Niederflurbetten sollten in jeder Pflegeeinrichtung vorgehalten werden. Da beziehe ich auch ausdrücklich die Krankenhäuser mit ein. Bestehen Sie im Gespräch mit Ihrer PDL darauf, dass in der nächsten Budgetplanung dieses Hilfsmittel anteilsmäßig vorgehalten wird.

4. Sensormatte

Achten Sie bei der Anschaffung auf ein kabelloses System. Es gibt auch Matten, die mittels Kabel in der Steckdose funktionieren, diese verwirren aber Ihre Pflegekunden und stellen oft eher noch ein zusätzliches Sturzrisiko dar.

5. Bewegungsmelder

Kommt Ihr Pflegekunde damit zurecht? Beobachten Sie dies in den ersten Tagen der Nutzung. Manche Pflegekunden verwirren die Melder so sehr, dass sie sie umdrehen – dann zeigen die Melder zur Wand und nützen natürlich nichts mehr.

Bei der Nutzung dieses Hilfsmittels sollten Sie auch sensibel sein und auf Ihre Kolleg*innen achten: Ein Bewegungsmelder schlägt Alarm, sobald in seinem Radius eine Bewegung vorkommt. Nun haben Sie vielleicht einen Pflegekunden, der unruhig schläft und dessen Decke öfter aus Bett hängt, der seine Kissen auf den Boden wirft und selbst sehr, sehr oft aufsteht. Machen wir uns nichts vor, in der Realität reagiert dann keine Pflegekraft mehr alle fünf Minuten auf einen entsprechenden Alarm. Es führt dann eher dazu, dass der Alarm nicht mehr ernstgenommen wird und Kolleg*innen denken: »Ach, das wird wieder das Kissen gewesen sein. Ich gehe gleich und schalte den Alarm ab.«

Dieses »Ich gehe gleich« statt »Vorsicht, vielleicht fällt der Pflegekunde – ich muss sofort gehen« macht die Bewegungsmelder dann schnell sinnlos. Überlegen Sie daher im Team, wie Sie alle damit umgehen wollen.

2.8 Evaluieren Sie die Risikoeinschätzung und die Maßnahmenplanung regelmäßig

Evaluieren Sie das Risiko, indem Sie nach Ihrer pflegefachlichen Einschätzung ein passendes Datum festlegen. Der Expertenstandard empfiehlt keine intervallmäßige Risikoeinschätzung[8]. Die Evaluierung sollen Sie vornehmen, wenn

- sich die Pflegesituation Ihres Pflegekunden verändert. Das kann beispielsweise nach einem Krankenhausaufenthalt oder nach einer Verschlechterung des Allgemeinzustandes der Fall sein,
- der Pflegekunde gestürzt ist. Nach Ihren akuten Erstmaßnahmen der Versorgung sollten Sie im zweiten Schritt immer auch die Einschätzung des Sturzrisikos evaluieren: Ist ein neuer Risikofaktor hinzugekommen? Warum ist der Pflegekunde gestürzt? Was gilt es nun bezüglich der Maßnahmen anzupassen?

Tipp

Dokumentieren Sie jeden Sturz mithilfe eines standardisierten Sturzprotokolls. Diese Informationsquelle nutzt Ihre Vorgesetzte dann im besten Fall regelmäßig, um die Stürze je Pflegekunde, vielleicht auch je Bereich oder je Einrichtung, zu analysieren. Mit einer solchen Auswertung kann oft immenses Verbesserungspotenzial erkannt werden!

[8] DNQP (2022): Expertenstandard Sturzprophylaxe in der Pflege. 2. Akt., Osnabrück, S. 26f.

2.9 Nach einem Sturz: Diese 11 Punkte sollten Sie unbedingt dokumentieren

Wenn einer Ihrer Pflegekunden stürzt, ist das immer erst einmal ein Schreck. Das Sturzereignis reißt Sie aus dem gewohnten Routineablauf heraus, jetzt gilt es hellwach zu sein und allerlei zu beachten. An allererster Stelle steht natürlich der Pflegekunde: Hat er sich verletzt? Wenn ja, wie schwerwiegend sind etwaige Hautdefekte oder hat er vielleicht sogar eine Fraktur erlitten? Hier sind Sie als Pflegefachkraft gefragt: Sie müssen eine eventuell vorhandene Verletzung in ihrem Schweregrad einschätzen und die richtigen Maßnahmen einleiten.
Aber auch im Bereich der Dokumentation kommt nun einiges auf Sie zu. Bestimmt füllen Sie auch nach jedem Sturz ein entsprechendes Sturzprotokoll aus, oder? Welche Angaben sollten darin enthalten sein, damit Sie und Ihre Einrichtung auch rechtlich auf der sicheren Seite sind? Ich verrate es Ihnen: Es sind genau 11 Punkte, die bei **jedem** Sturz dokumentiert werden müssen:

1. Datum und Uhrzeit
Notieren Sie das taggenaue Datum und v. a. auch die Uhrzeit. Es kann sein, dass Sie sich hier manchmal nicht sicher sind, wenn Sie z. B. den Pflegekunden bei der morgendlichen Grundpflege gestürzt im Zimmer/Bad vorfinden. Dann notieren Sie beim Punkt »Uhrzeit« eine Zirka-Zeit und gehen darauf näher in Punkt 3 ein.

2. Ort und Lichtverhältnisse
Wo genau ist Ihr Pflegekunde gestürzt bzw. wo haben Sie ihn vorgefunden? Im Zimmer, im Bad, im Flur, im Tagesraum? Beschreiben Sie den Ort und auch die dort vorherrschenden Lichtverhältnisse: War es hell, dämmrig, dunkel?

3. Zeugen und letzter Kontakt zum Pflegekunden
Hat den Sturz jemand beobachtet bzw. war jemand dabei? Wenn ja, notieren Sie den Namen des Zeugen und auch seine Angaben zum Sturzgeschehen.

War niemand bei dem Sturz dabei, dann dokumentieren Sie bitte unbedingt den letzten Kontakt: Wann war zuletzt eine Pflegekraft bei dem Pflegekunden? Bitte notieren Sie auch hier Name und Uhrzeit.

4. Auffindesituation bzw. Beschreibung des Sturzgeschehens
Wie kam es zum Sturz? Wenn es einen Zeugen gibt, dann können Sie dessen Angaben übernehmen.

Kann der Pflegekunde sich noch selbst äußern? Dann lassen Sie sich die Situation von ihm beschreiben: Ist er gestolpert, ausgerutscht, war ihm schwindelig oder hat er ein Hindernis übersehen?

Können Sie weder auf einen Zeugen noch auf die sinnhafte Aussage Ihres Pflegekunden zurückgreifen, dann beschreiben Sie in der Dokumentation, wie Sie den Pflegekunden vorgefunden haben: z. B. auf dem Rücken liegend, auf der Seite liegend, sitzend etc. Wichtig ist dabei: Spekulieren Sie nicht. Beschreiben Sie nur, was wirklich nachweisbar ist. Aussagen wie »Der Pflegekunde wollte wahrscheinlich zur Toilette gehen« sind nicht angebracht.

5. Rückblick auf die Sturz-Historie: Sind aus der Vorgeschichte Stürze bekannt?
Ist Ihr Pflegekunde schon öfter gestürzt? Bei Ihnen in der Einrichtung? Oder ist Ihnen eine Sturzhistorie aus der Häuslichkeit bekannt?

6. Beschreibung des Sturzgeschehens
Kann der Pflegekunde oder ein Zeuge Angaben machen? Wenn nicht, dokumentieren Sie: »Es kann nicht nachvollzogen werden, wie es zum Sturz kam.«

7. Kleidung und Schuhe in Ordnung?
- Kleidung: War Ihr Pflegekunde vollständig angezogen? Wenn ja: Sitzt die Kleidung? Oder ist sie offensichtlich zu eng oder zu weit?
- Schuhe: Trug der Pflegekunde welche? Oder war er barfuß oder auf Strümpfen unterwegs?

Orientieren Sie sich bei den Angaben an dieser Leitfrage: Können Kleidung und Schuhe als Sturzrisikofaktor beim aktuellen Geschehen ausgeschlossen werden oder waren sie vielleicht sogar der Anlass?

8. Hilfsmittel

Hier ist zweierlei wichtig: Zum einen stellt sich die Frage, ob Ihr Pflegekunde Hilfsmittel hat, die mit einem Sturz in Zusammenhang stehen können. Denken Sie hier z. B. an einen Gehstock, Rollator, Rollstuhl, eine Protektorenhose, den Bewegungsmelder/die Sturzsensormatte oder einen Sturzhelm.

Und zum anderen ist wichtig: Hat er beim aktuellen Sturzgeschehen dieses Hilfsmittel auch genutzt? Oder war er ohne seinen Rollator unterwegs, obwohl er auf diesen angewiesen ist? Hatte er seine Protektorenhose selbst ausgezogen, obwohl Sie ihn auf die damit verbundenen Risiken hingewiesen haben?

9. Ergebnisse Bodycheck und sichtbare Verletzungen

Nach dem Sturz haben Sie einen Bodycheck durchgeführt. Sie haben also überprüft, ob alle vier Extremitäten frei und ohne Schmerzen beweglich sind. Dokumentieren Sie das. Allgemein: Gibt Ihr Pflegekunde Schmerzen an? Wenn ja, wo und wie stark schätzt er diese ein? Hat der Pflegekunde sichtbare Verletzungen? Wenn ja, welche und wo genau? Bei Bedarf kann hier eine Foto-Dokumentation wichtig sein.

10. Interventionen

Was haben Sie gemacht? Vitalzeichen gemessen, Bodycheck wie eben beschrieben durchgeführt, dem Pflegekunden aufgeholfen, auf den Schreck ein Glas Wasser gereicht? Oder haben Sie gleich den Rettungswagen gerufen, weil eine Röntgenkontrolle nötig ist? Dokumentieren Sie Ihre durchgeführten Maßnahmen.

11. Evaluierung der Risikoeinschätzung

Müssen Sie die geplanten Maßnahmen der Sturzprophylaxe anpassen? Hat sich durch den Sturz die Risikoeinschätzung verändert? Wenn ja: Evaluieren Sie diese und passen Sie die Maßnahmenplanung an.

Info
Nehmen Sie diese Aufstellung beim nächsten Sturz eines Pflegekunden zur Hand. Arbeiten Sie die 11 Punkte ab und beschreiben Sie alle in Ihrer Dokumentation. Danach können Sie sicher sein, dass Sie an alles gedacht haben!

2.10 Fazit: Testen Sie Ihr Fachwissen und halten Sie es aktuell

Bei der Bearbeitung des Sturzrisikos gehen Sie anhand der klassischen vier Schritte –Risikoeinschätzung, Maßnahmenplanung, Umsetzung im Arbeitsalltag, Evaluation – vor. In der Grafik (▶ Abb. 3) finden Sie diese noch einmal schön übersichtlich zusammengefasst.

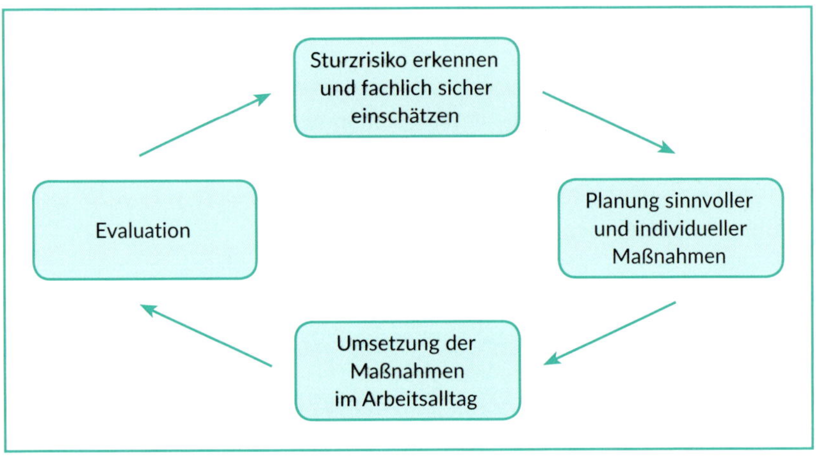

Abb. 3: Umgang mit dem Risiko Sturz.

Haben Sie zum Abschluss Lust, einen Selbsttest zu machen? Das ist eine prima Gelegenheit, um Ihr Fachwissen zu prüfen. Versuchen Sie dabei zuerst, die fünf Fragen eigenständig zu beantworten. Anschließend prüfen Sie im Lösungsspiegel, ob Sie richtig lagen. Ich wünsche Ihnen viel Erfolg! 2

Tab. 15: Ihr Selbsttest zur Risikoeinschätzung Sturz

Frage	Antwort
1. Befürwortet der Expertenstandard Sturzprophylaxe freiheitsentziehende Maßnahmen zum Schutz vor Stürzen? Begründen Sie bitte Ihre Antwort.	
2. Auf welche drei Risikobereiche sollten Sie bei der Sturzeinschätzung in jedem Fall eingehen?	
3. Nennen Sie vier Assessments, auf Sie bei der Einschätzung des Sturzrisikos bei Bedarf zurückgreifen können.	
4. Nun zu den Maßnahmen: Wird im Expertenstandard viel Wert auf eine Beratung des sturzgefährdeten Pflegekunden gelegt? Bitte begründen Sie Ihre Antwort.	
5. Wann sollten Sie gemäß Expertenstandard das Sturzrisiko oder Ihre Maßnahmen evaluieren?	

Den Lösungsspiegel finden Sie auf der nächsten Seite!

Frage	Antwort
1. Befürwortet der Expertenstandard Sturzprophylaxe freiheitsentziehende Maßnahmen zum Schutz vor Stürzen? Begründen Sie bitte Ihre Antwort.	Nein, auf keinen Fall. Die Sturzfreiheit sollte nicht durch eine Einschränkung der Bewegungsfreiheit erreichen werden, sondern durch die Erhaltung bzw. Wiederherstellung einer größtmöglichen, sicheren Mobilität. Die Expertenarbeitsgruppe des Standards hat sich ausdrücklich gegen jegliche Form freiheitsentziehender Maßnahmen zum Zwecke der Sturzprophylaxe ausgesprochen.
2. Auf welche drei Risikobereiche sollten Sie bei der Sturzeinschätzung in jedem Fall eingehen?	• die personenbezogenen Risikofaktoren, • die medikamentenbezogenen Risikofaktoren und • die umgebungsbezogenen Risikofaktoren.
3. Nennen Sie vier Assessments, auf Sie bei der Einschätzung des Sturzrisikos bei Bedarf zurückgreifen können.	• Hendrich-Skala • Morse-Skala • STRATIFY-Skala • Steh auf und geh-Test/Timed Up and Go Test • Mobilitätstest nach Tinetti
4. Nun zu den Maßnahmen: Wird im Expertenstandard viel Wert auf eine Beratung des sturzgefährdeten Pflegekunden gelegt? Bitte begründen Sie Ihre Antwort.	• Ja, auf eine gute Beratung wird im Expertenstandard viel Wert gelegt. Die Information des Pflegekunden und/oder seiner Angehörigen bezüglich des identifizierten Risikos sollte genauso in Ihre Maßnahmenplanung Eingang finden, wie die Beratung zu sinnvollen Maßnahmen. • Ein Beispiel: Ihre Pflegekundin Frau Thomas hat nur inadäquates Schuhwerk, das eher einen Sturz begünstigt, anstatt guten Halt zu geben. Dann wäre Ihre Beratung zum Risiko und zu alternativen Maßnahmen ein wichtiger Baustein der Prophylaxe.
5. Wann sollten Sie gemäß Expertenstandard das Sturzrisiko oder Ihre Maßnahmen evaluieren?	Der Expertenstandard empfiehlt keine intervallmäßige Risikoeinschätzung. Die Evaluierung sollen Sie vornehmen, wenn • sich die Pflegesituation verändert, das kann beispielsweise nach einem Krankenhausaufenthalt oder nach einer Verschlechterung des Allgemeinzustandes der Fall sein, • der Pflegekunde gestürzt ist, nach Ihren akuten Erstmaßnahmen der Versorgung sollten Sie im zweiten Schritt immer auch die Einschätzung des Sturzrisikos evaluieren: Ist ein neuer Risikofaktor hinzugekommen? Warum ist der Pflegekunde gestürzt? Was gilt es nun an den Maßnahmen anzupassen?

Auswertung:
Lagen Sie mit Ihren Antworten richtig? Prima, Sie sind beim Risiko Sturz schon ein echter Experte!
Hatten Sie im Laufe der Zeit einiges vergessen? Dann haben Sie jetzt Ihr Fachwissen wieder aufgefrischt!

3 Risiko Inkontinenz

3.1 Schätzen Sie das potenzielle Risiko in der Matrix ein

Bei der zielgerichteten Einschätzung des Risikos Inkontinenz stehen Sie zunächst erneut vor der Herausforderung, die einzelnen Themenfelder der SIS® mit diesem Risiko in Verbindung zu bringen. Die erste Spalte der Matrix bezieht sich auf die fünf Themenfelder. Stellen Sie sich vor, dass der Satz »Besteht eine Gefahr: Ja/Nein?« über der Spalte steht.

In der praktischen Bearbeitung heißt das für Sie: Sie müssen zuerst ankreuzen, ob z. B. im Themenfeld 2 Mobilität eine erhöhte Gefahr für eine Inkontinenz besteht. Was heißt das genau, welche Erklärungen können Sie hierfür nutzen? Um Ihnen die erste Einschätzung leichter zu machen, habe ich für Sie eine Checkliste (▶ Tab. 16) vorbereitet. Kreuzen Sie die Aussagen an, die auf Ihren Pflegekunden zutreffen. Wenn Sie am Schluss deutlich mehr Ja- als Nein-Antworten angekreuzt haben, besteht ein erhöhtes Risiko für eine Inkontinenz.

Tab. 16: Checkliste zur Ersteinschätzung des Risikos Inkontinenz

Themenfelder	Ja	Nein
Themenfeld 1: kognitive und kommunikative Fähigkeiten		
Durch Einschränkungen der Sinneswahrnehmung sind der Toilettengang oder andere Maßnahmen selbst nicht möglich.	☐	☐
Kognitive Einschränkungen führen zum Nichtwahrnehmen von Harn- oder Stuhldrang oder zum Nichtauffinden der Toilette.	☐	☐
Durch Orientierungsprobleme wird die Toilette mit einem anderen Gegenstand verwechselt.	☐	☐
Themenfeld 2: Mobilität und Beweglichkeit		
Durch körperliche Einschränkungen können die Toilettenbenutzung oder andere Maßnahmen nicht selbstständig erfolgen.	☐	☐
Die Kleidung kann nicht rechtzeitig geöffnet werden.	☐	☐
Themenfeld 3: Krankheitsbezogene Anforderungen und Belastungen		
Erkrankungen wie z. B. Apoplexie, Demenz, Diabetes, Parkinson, MS	☐	☐
Erkrankungen der Prostata	☐	☐
Erkrankungen des Darms	☐	☐
Operationen des Urogenitaltraktes	☐	☐
Querschnittslähmungen	☐	☐
Gynäkologische Erkrankungen oder Operationen	☐	☐
Medikamente wie z. B. Diuretika, Opiate, Psychopharmaka	☐	☐
Harnwegsinfektionen	☐	☐
Themenfeld 4: Selbstversorgung		
Fehlende Hilfsmittel oder inadäquate Hilfsmittelversorgung	☐	☐
Gewohnheiten, die Risiken nach sich ziehen (z. B. unpraktische Kleidungsstücke, mangelnde Intimhygiene, zu geringe Flüssigkeitsaufnahme)	☐	☐

Themenfelder	Ja	Nein
Themenfeld 5: Leben in sozialen Beziehungen		
Scham	☐	☐
Fehlendes Vertrauen	☐	☐

Auswertung:
Haben Sie deutlich mehr Ja- als Nein-Antworten angekreuzt? In diesem Fall besteht eine erhöhte Gefahr der Inkontinenz. Schätzen Sie jetzt in jedem Fall noch das Kontinenzprofil und die Kontinenzform Ihres Pflegekunden ein (▶ Kap. 3.1.1).
Sind Sie sich unsicher, ob wirklich eine erhöhte Gefahr besteht? Dann greifen Sie noch auf ein Differentialassessment (▶ Kap. 3.1.2) zurück.

3.1.1 Die Bedeutung der zweiten Spalte in der Risikoeinschätzung

Die zweite Spalte der Risikoeinschätzung Inkontinenz ist ebenfalls in »Ja« und »Nein« unterteilt. Stellen Sie sich vor, dass über allem die Frage steht »Benötigen Sie eine weitere Einschätzung in einem Themenfeld oder sind Sie fachlich ganz sicher, dass die Gefahr besteht (oder das keine besteht)?« Sie können also, wenn Sie sich noch unsicher sind, eine zusätzliche Risikoeinschätzung durchführen. Diese bezeichnet man im Strukturmodell als Differentialassessment.

3.1.2 Tappen Sie nicht (mehr) in die Doku-Falle

Ich möchte Sie in diesem Zusammenhang gern bestärken, Ihrer fachlichen (Erst-)Einschätzung zu vertrauen. Wenn Sie sich im Initialassessment sicher sind, brauchen Sie keine weitere Einschätzung durchzuführen. Im Alltag beobachte ich allerdings häufig, dass dann doch lieber noch rasch ein Differentialassessment erhoben/ausgefüllt wird. Das sollten Sie wirklich nicht routinemäßig machen, sondern nur, wenn Sie sich in der Ersteinschätzung unsicher sind.
Falls Sie darauf zurückgreifen möchten: Welche Differentialassessments stehen Ihnen für den Bereich Inkontinenz zur Verfügung? Ich finde die beiden folgenden Protokolle hilfreich und nutzwertig für Fachkräfte.

TOILETTEN- UND TRINKPROTOKOLL ZUR THERAPIEKONTROLLE

der Deutschen Kontinenz Gesellschaft e. V.   nach Prof. Dr. K.-P. Jünemann und Prof. Dr. D. Schultz-Lampel

Deutsche Kontinenz Gesellschaft
MÜSSEN WOLLEN KÖNNEN

Protokoll ohne und mit Medikation jeweils an zwei aufeinanderfolgenden Tagen in der Woche ausfüllen

Uhrzeit	1. Tag ohne Medikation					Uhrzeit	2. Tag ohne Medikation					Uhrzeit	1. Tag in 4. Woche mit Medikation					Uhrzeit	2. Tag in 4. Woche mit Medikation				
	Trinkmenge	Harnmenge	Harndrang	Urinverlust	Vorlagen-Wechsel		Trinkmenge	Harnmenge	Harndrang	Urinverlust	Vorlagen-Wechsel		Trinkmenge	Harnmenge	Harndrang	Urinverlust	Vorlagen-Wechsel		Trinkmenge	Harnmenge	Harndrang	Urinverlust	Vorlagen-Wechsel
*) = Gesamttrinkmenge in ml	*)						*)						*)						*)				

Trinkmenge: Anzahl Gläser/Tassen (ca. 150 ml) · **Harnmenge:** x = wenig, xx = mittel, xxx = viel · **Harndrang:** x = kaum, xx = stark, xxx = sehr stark
Urinverlust: x = Tropfen, xx = feucht, xxx = sehr nass · **Vorlagen:** Angabe in Anzahl

Deutsche Kontinenz Gesellschaft e.V.   Friedrichstraße 15   60323 Frankfurt am Main   www. kontinenz-gesellschaft.de

Abb. 4: Das Toiletten- und Trinkprotokoll zur Therapiekontrolle.
(Mit freundlicher Genehmigung der Deutschen Kontinenz Gesellschaft)

Deutsche Kontinenz Gesellschaft
MÜSSEN WOLLEN KÖNNEN

Kontinenz-Fragebogen

der Deutschen Kontinenz Gesellschaft

Wie oft kommt es bei Ihnen zu unwillkürlichem Urinverlust?

- ☐ Nie
- ☐ Einmal pro Woche oder seltener
- ☐ Zwei- bis dreimal pro Woche
- ☐ Einmal täglich
- ☐ Mehrmals täglich
- ☐ Ständig

Wie hoch ist der Urinverlust?

- ☐ Kein Urinverlust
- ☐ Eine geringe Menge
- ☐ Eine mittelgroße Menge
- ☐ Eine große Menge

Wie stark ist Ihr Leben durch den Urinverlust beeinträchtigt?

0 ☐ 1 ☐ 2 ☐ 3 ☐ 4 ☐

gar nicht stark

Wann kommt es zu Urinverlust?

- ☐ Zu keiner Zeit
- ☐ Bevor Sie die Toilette erreichen können
- ☐ Beim Husten, Niesen, Laufen usw.
- ☐ Im Schlaf
- ☐ Bei körperlicher Anstrengung und Sport
- ☐ Nach dem Wasserlassen
- ☐ Aus keinem ersichtlichen Grund
- ☐ Urinverlust tritt ständig auf

2 Hauptursachen

Unkontrollierter Urinverlust ist das Zeichen der Harninkontinenz. Man unterscheidet zwei Hauptursachen, die auch zusammen als Mischinkontinenz auftreten können.

1. Harnbelastungsinkontinenz
Infolge einer Schwäche des Blasenschließmuskels geht Urin unkontrolliert bei körperlichen Belastungen wie Heben, Tragen, Bewegungen oder beim Sport, aber auch beim Niesen, Husten oder Lachen ab. Diese Form der Inkontinenz kommt vor allem bei Frauen infolge Schwächung der Muskulatur nach Schwangerschaften und Geburten vor.
Durch ein aktives Beckenbodentraining, Elektrotherapieverfahren, Medikamente oder auch eine operative Unterstützung des Schließmuskels kann die Belastungsinkontinenz erfolgreich behandelt werden.

2. Harndranginkontinenz
Kommt es infolge eines ständigen Harndranges zu häufigem Wasserlassen oder gar zum dranghaften Urinverlust, liegt die Störung in der Blase selbst und nicht im Schließmuskel. Diese Blasenstörung, die typisch für das höhere Alter ist, kann durch eine Überaktivität des Blasenmuskels, aber auch durch Blasenentzündungen, Tumore oder neurologische Erkrankungen hervorgerufen werden. Durch ein Blasentraining, mit die Blase dämpfenden Medikamenten und verschiedenen Elektrotherapieverfahren lässt sich die überaktive Blase sehr gut behandeln.

Da das Führen eines Blasentagebuches eine wichtige Voraussetzung zur Differenzierung zwischen diesen Inkontinenzformen ist, können Sie damit einen wichtigen Beitrag für eine richtige Diagnosestellung und damit erfolgreiche Therapie leisten.

Tipps zu Lebensgewohnheiten

(Toilettentraining)

So trainieren Sie Ihre Blase

Dem ersten Drang nicht nachgeben, zögern Sie das Wasserlassen hinaus. Setzen Sie sich hin und warten Sie ab bis der Harndrang nachläßt. Erst dann sollten Sie die Toilette aufsuchen.

Führen Sie zu Beginn und auch im Behandlungsverlauf ein „Toiletten- und Trinkprotokoll“: Registrieren und erleben Sie wie Ihr Medikament Ihnen mehr und mehr hilft.

Um zusätzlich den Schließmechanismus Ihrer Harnröhre zu stärken, empfiehlt sich ein Beckenboden-Training.

Geben Sie Ihrem Arzt frühzeitig Rückmeldung über den Erfolg.

So trainieren Sie Ihren Schließmuskel

Tipps für den Alltag:

Auch wenn es widersinnig klingt:
Ausreichend viel trinken hilft (ca. 2 l am Tag)!
Wer zu wenig trinkt hat einen konzentrierten Urin, der den Blasenmuskel reizt.

Ernähren Sie sich ausgewogen und ballaststoffreich (z. B. durch viel Gemüse und Vollkornprodukte): Das ist gesund und hilft Verstopfungen vorzubeugen.

www. kontinenz-gesellschaft.de

Abb. 5: Kontinenzfragebogen.
(Mit freundlicher Genehmigung der Deutschen Kontinenz Gesellschaft)

3.2 Schätzen Sie Kontinenzprofil und -form Ihres Pflegekunden ein

Damit es Ihnen später gelingt, die passenden individuellen Maßnahmen für jeden Pflegekunden zu finden und zu planen, ist jetzt noch Ihre professionelle Einschätzung der Form der Inkontinenz und des Profils wichtig. Im Expertenstandard »Förderung der Harnkontinenz« werden diese beiden Klassifizierungen explizit erwähnt[9] und als Vorgaben zur Risikoeinschätzung definiert. Dazu müssen Sie keinen großen Aufwand betreiben. Die Einschätzung der Kontinenzform und des -profils geht schnell vonstatten – Sie sparen also wertvolle Zeit!

Acht verschiedene Formen der Kontinenz sind pflegefachlich bekannt. Ihre Aufgabe besteht im ersten Schritt darin, herauszufinden, unter welcher Form Ihr Pflegekunde leidet. In der Übersicht (▸ Tab. 17) finden Sie die Zusammenfassung aller acht Formen mit ihren jeweiligen Ursachen. Nehmen Sie diese in Zukunft bei Beginn Ihres Pflegeauftrags zur Hand und ordnen Sie Ihrem Pflegekunden eine Kontinenzform zu.

Tab. 17: Die acht Formen der Kontinenz gemäß Expertenstandard

Form und Definition	Ursache
1. Funktionelle Harninkontinenz Unfähigkeit eines normalerweise kontinenten Pflegekunden, rechtzeitig die Toilette zu erreichen	• Eingeschränkte Kognition und/oder Mobilisation • Wichtig: Es liegt hier keine Störung im Urogenitaltrakt vor
2. Belastungsinkontinenz/Stressinkontinenz Unfreiwilliger Urinverlust bei körperlicher Belastung, z. B. beim Niesen, Lachen oder Husten	• Absinken der Blase als Folge der Schwäche der Beckenbodenmuskulatur • Nach Entbindungen • Bindegewebsschwäche • Bei Männern: nach Prostataoperationen

[9] DNQP (2014): Förderung der Harnkontinenz in der Pflege. Osnabrück, S. 57

Form und Definition	Ursache
3. Dranginkontinenz Durch ein nicht zu beeinflussendes Zusammenziehen des Blasenmuskels kommt es zum unfreiwilligen Urinverlust	• Folge von Entzündungen der Harnblase oder Harnröhre • Einengende Veränderungen, z. B. Harnröhrenstrikturen oder Prostata-Vergrößerungen • Neurologische Störungen, z. B. Multiple Sklerose • Blasensteine
4. Mischinkontinenz Kombination aus Drang- und Belastungsinkontinenz	
5. Reflexinkontinenz Unterbrechung der Nervenbahnen, die das für die Blasenentleerung verantwortliche Steuerungszentrum im Gehirn mit Harnblase und Schließmuskel verbinden	• Als Folge einer Erkrankung wie Multiple Sklerose • Nach einer Verletzung des Rückenmarks, z. B. einer Querschnittslähmung • Bei Hirnleistungsstörungen wie Alzheimer, Demenz, Parkinson oder nach einem Apoplex
6. Überlaufinkontinenz/chronische Harnretention Äußert sich durch tröpfelnden Urinabgang bei gefüllter Blase, diese läuft quasi über	• Abflussbehinderungen, z. B. eine Vergrößerung der Prostata oder Harnsteine • Verengung der Harnröhre durch Verletzungen oder Tumore
7. Extraurethale Inkontinenz Der natürliche Harnausgang wird blockiert.	• Angeborene Fehlmündung eines Harnleiters • Verletzungsbedingte Fistel
8. Unkategorisierbare Inkontinenz Unfreiwilliger Urinverlust, der auf Basis von Symptomen oder Befunden nicht eindeutig zuzuordnen ist	• Keine eindeutigen Ursachen ermittelbar

3.2.1 Ermitteln Sie das Kontinenzprofil

Auf den ersten Blick irritiert das Wort »Profil«. Gerade haben Sie im vorherigen Schritt schon die Form eingeschätzt – Aber keine Angst, es ist ganz leicht: Bei der Ermittlung des Kontinenzprofils schätzen Sie nur den Grad ein, in dem personeller oder materieller Unterstützungsbedarf bei Ihrem Pflegekunden nötig ist. Man unterscheidet insgesamt fünf verschiedene Kontinenzprofile. Sie müssen also nur entscheiden, welche Definition auf Ihren Pflegekunden zutrifft:

Die unabhängig erreichte Kontinenz

Kein unwillkürlicher Harnverlust, keine personelle Unterstützung nötig. Der Pflegekunde ist in der Lage, selbstständig nötige Maßnahmen wie z. B. das Blasentraining durchzuführen.

Die abhängig erreichte Kontinenz

Kein unwillkürlicher Harnverlust, der Pflegekunde ist aber auf personelle Unterstützung angewiesen, etwa im Handling seines Dauerkatheters oder beim Toilettentraining.

Die unabhängig kompensierte Inkontinenz

Unwillkürlicher Harnverlust, der Pflegekunde kommt beim Wechsel von Inkontinenzmaterial aber selbst zurecht. Er braucht Ihre personelle Unterstützung nicht.

Die abhängig kompensierte Inkontinenz

Unwillkürlicher Harnverlust, bei der Versorgung braucht der Pflegekunde Ihre Unterstützung. Beispielsweise in Form von Hilfestellung beim Wechsel des Inkontinenzmaterials.

Die nicht kompensierte Inkontinenz

Unwillkürlicher Urinverlust, Ihre angebotenen Unterstützungs- oder Versorgungsmaßnahmen werden nicht angenommen.

3.3 Dokumentieren Sie Ihre Risikoeinschätzung ausführlich

Sie sind jetzt mit der Risikoeinschätzung fertig. Zuerst haben Sie das potenzielle Risiko anhand der Matrix erhoben, danach haben Sie Kontinenzform und Kontinenzprofil eingeschätzt. Bevor Sie gleich die passenden Maßnahmen planen, dokumentieren Sie jetzt Ihre bisherigen Ergebnisse. In der SIS® bietet sich dafür entweder das Themenfeld 3 Krankheitsbezogene Anforderungen und Belastungen oder das Themenfeld 4 Selbstversorgung an. Beachten Sie: Ihre Dokumentation soll alle nötigen Informationen enthalten, dabei aber so kurz und knapp wie möglich formuliert sein. Mein Tipp: Die mit »Ja« angekreuzten Punkte der Checkliste können Sie prima als argumentative Grundlage nutzen.

Beispiel **Dokumentation Risikoeinschätzung Inkontinenz**

Beim Pflegekunden Herrn Schmidt besteht eine erhöhte Inkontinenzgefahr. Aufgrund seiner Demenz kann er Harn- und Stuhldrang (wahrscheinlich) nicht mehr wahrnehmen und er ist auch nicht mehr in der Lage, ein etwaiges Bedürfnis verbal oder nonverbal zu artikulieren. Aufgrund seiner eingeschränkten Mobilität (Herr Schmidt sitzt im Rollstuhl) ist es ihm auch nicht mehr möglich, selbstständig die Toilette zu nutzen oder eine entsprechende Hilfsmittelversorgung durchzuführen.

Kontinenzform: Reflexinkontinenz
Kontinenzprofil: schwankend zwischen abhängig kompensierte Inkontinenz und nicht kompensierter Inkontinenz (Grund: Je nach Tagesform lehnt Herr Schmidt die Versorgung/Hilfestellung der Pflegekräfte ab oder lässt sie zu).

Der Vorteil einer solch ausführlichen argumentativen Begründung liegt darin, dass Ihre Kolleg*innen so gleich viele Informationen erhalten, die den Pflegekunden betreffen.

3.4 Planen Sie die passenden Maßnahmen

Die Planung der Maßnahmen ist Ihr letzter Schritt. Nehmen Sie dazu noch einmal die Übersicht der Kontinenzformen (▸ S. 86) zur Hand. Welche Ursache haben Sie bei Ihrem Pflegekunden herausgefunden? Entsprechend überlegen Sie sich die dazu passenden Maßnahmen. Als kleine Hilfe habe ich im Folgenden einige Standardmaßnahmen zur Förderung der Harnkontinenz für Sie zusammengefasst. Wählen Sie davon gern die aus, die für Ihren Pflegekunden stimmig sind.

3.4.1 Druck abbauen

Verschiedene Faktoren erhöhen den Druck in der Bauchhöhle und verstärken damit eine bestehende Blasenschwäche, etwa starkes Übergewicht, chronische Obstipation und auch die chronische Bronchitis. Gelingt es Ihnen, diese Auslöser positiv zu beeinflussen, reduzieren Sie das Ausmaß der Inkontinenz. Arbeiten Sie mit Ihrem Pflegekunden an seinen persönlichen Risikofaktoren.

3.4.2 Viel trinken

Oft versuchen Pflegekunden, ihre Inkontinenz durch weniger trinken in den Griff zu bekommen. Doch damit wird das Gegenteil erreicht. Der konzentrierte Harn verstärkt eher das Gefühl des Harndrangs. Arbeiten Sie hier mit klaren Zielabsprachen: Am Abend sollte z. B. die am Morgen angebrochene 1l-Getränkeflasche leer sein. Das motiviert und gibt Ihrem Pflegekunden Orientierung.

Tipp
Planen Sie die reichliche Einfuhr mit Ihrem Pflegekunden tagsüber, sodass er am Abend die Trinkmenge einschränken kann. Unangenehmen Schlafstörungen durch nächtlichen Harndrang wird so vorgebeugt – der Pflegekunde wird dann auch eine Exsikkoseprophylaxe eher akzeptieren.

3.4.3 Blasentraining

Das Ziel des Blasentrainings liegt darin, das Ausscheidungsverhalten zu korrigieren. Häufige Toilettengänge sollen reduziert, die Kapazität der Harnblase erhöht werden. Auch diese Maßnahme ist nur bei kognitiv uneingeschränkten Pflegekunden anzuwenden. Entwerfen Sie im ersten Schritt mit

Ihrem Pflegekunden einen Plan mit festen Toilettenzeiten. Anschließend versucht der Pflegekunde, sich an diese Zeiten zu halten und den Harndrang soweit als möglich hinauszuzögern, bis die nächste feste Zeit fällig ist. Geduld und Zeit sind dabei wichtig, bis erste Erfolge sichtbar werden.

3.4.4 Zielgerichtete Körperpflege

Damit verhindern Sie Hauterkrankungen infolge der Inkontinenz:

- Entfernen Sie Urinreste möglichst zeitnah.
- Verwenden Sie eine pH-neutrale Waschlotion für den Intimbereich.
- Führen Sie eine gute Hautbeobachtung durch: Verträgt Ihr Pflegekunde das Inkontinenzmaterial? Sind alle Mitarbeiter*innen hinsichtlich einer guten Hautpflege sensibilisiert?

3.4.5 Beckenbodentraining

Ist Ihr Pflegekunde dafür noch fit genug? Würde die Maßnahme aufgrund seiner Ursache passen? Dann lassen Sie vom Hausarzt ein KG-Rezept ausstellen und vereinbaren Sie den Termin.

Tipp

Für den ambulanten Bereich interessant: Volkshochschulen, Fitnessstudios oder Selbsthilfegruppen bieten ebenfalls regelmäßig Beckenbodentraining an. Ist Ihr Pflegekunde noch fit genug, um den Weg dorthin zu bewältigen, können Sie ihn hinsichtlich dieser Möglichkeit beraten.

3.4.6 Überprüfung der äußeren Faktoren

Generell: Verfügt Ihr Pflegekunde über ausreichend praktische Kleidung? Kleidung, die leicht zu öffnen und nicht zu kompliziert im Handling ist?

In stationären Einrichtungen: Sind die Toiletten alle in der Nähe von Orten, an denen der Pflegekunde sich regelmäßig aufhält? Oder wäre gegebenenfalls ein interner Umzug sinnvoll? Gibt es ausreichende Hinweisschilder? Gibt es Haltegriffe und bei Bedarf individuelle Hilfsmittel wie etwa eine Toilettensitzerhöhung?

In der ambulanten Betreuung: Ist der Zugang zum Badezimmer möglichst barrierefrei? Verfügt Ihr Pflegekunde über ausreichend Hilfsmittel zur Fortbewegung und nötige Hilfsmittel an der Toilette selbst?

3.4.7 Mehrfachmiktion

Die Blase soll bei dieser Maßnahme vollständig entleert werden, wenn dies dem Pflegekunden nicht bei einem Toilettengang gelingt. In kurzen Abständen von 10–15 Minuten geht der Pflegekunde nach einem ersten Toilettengang nochmals zur Toilette, um Wasser zu lassen. Der Restharn in der Blase soll dadurch gegen Null gesenkt werden, um das Drang- und Infektionsrisiko zu vermeiden.

3.4.8 Trigger- und Valsalvamethoden

Bei der **Triggermethode** wird zur Blasenentleerung die Blasenregion beklopft, also getriggert. Leiten Sie Ihren Pflegekunden entweder dazu an oder führen Sie die Maßnahme mit seinem Einverständnis durch. Während Ihr Pflegekunde auf der Toilette sitzt, soll er die Bauchregion und die Innenseite der Oberschenkel mit seinen Fingern leicht beklopfen, bis er Wasser lassen kann.

Bei der **Valsalvatechnik** wird durch Druck auf den Unterbauch die Blasenentleerung ausgelöst. Beachten Sie dabei bitte: Die häufige Anwendung dieser Methode kann die Nieren schädigen. Wägen Sie Sinn und Nutzen daher gut ab und halten Sie auch Rücksprache mit dem behandelnden Arzt.

Exkurs: DK oder SPK – Was ist sinnvoll?

Im Zuge der Risikoeinschätzung und der Planung der passenden Maßnahmen im Bereich Inkontinenz stellt sich häufig auch die Frage, ob bei dem Pflegekunden die Anlage eines suprapubischen Blasenkatheters (SPK) oder eines transurethralen Dauerkatheters (DK) sinnvoll wäre. Was spricht für den SPK, was für den DK? Ich stelle Ihnen in diesem Exkurs die passenden Argumente für beide Seiten vor. Auch finden Sie einen Test (▶ S. 95), der Ihnen in Zukunft bei der Entscheidungsfindung hilft.

Warum Sie sich als Pflegekraft mit diesem Thema beschäftigen sollten

Der Arzt trägt natürlich bei beiden Anlagen die finale Verantwortung. Er ordnet – nach Rücksprache mit dem Pflegekunden oder seinen Angehörigen – entweder eine DK- oder eine SPK-Anlage an. Sie als Pflegefachkraft sind primär für die Umsetzung der Anordnung und die weitere pflegerische Versorgung zuständig. Trotzdem finde ich es wichtig, dass Sie sich mit beidem näher beschäftigen und die Vor- und Nachteile abwägen. Sie kennen den Pflegekunden schließlich oft am besten und können aufgrund Ihres Fachwissens eine fundierte Einschätzung abgeben.

Das spricht für einen SPK

Ein SPK wird in einem operativen Eingriff angelegt. Die gefüllte Harnblase wird dabei oberhalb des Schambeines punktiert. Durch die Öffnung wird ein Katheter eingeführt. In der überwiegenden Anzahl der Fälle wird der Katheter in der Harnblase geblockt. Der Wechsel erfolgt zirka alle sechs bis acht Wochen durch einen Arzt.

Im Vergleich zur transurethralen Ableitung treten deutlich weniger Komplikationen auf. Vor allem das Infektionsrisiko ist wesentlich geringer, denn der Weg durch die Harnröhre ist bei den Wechseln kein Thema mehr.

Eine SPK-Anlage wird meist gewählt, wenn der Pflegekunde dauerhaft auf eine künstliche Ableitung des Urins angewiesen ist. Ein weiterer großer Vorteil, der für diese Form der Dauerlösung spricht: Bei der täglichen Pflege des Katheters wird der Intimbereich nicht berührt. Das kommt dem Schamgefühl entgegen und führt dazu, dass diese Maßnahme von Pflegekunden meist gut akzeptiert wird.

Das spricht für einen DK

Ein transurethraler Dauerkatheter kann ohne operativen Eingriff durch die Harnröhre gelegt werden. Er sollte nur eine kurzfristige Lösung sein. Hier sind Sie für den Wechsel verantwortlich, und seien Sie versichert: Sie können noch so gut hygienisch arbeiten, ein gewisses Infektionsrisiko besteht dabei immer. Das gilt auch später in der täglichen Pflege.

Der DK-Schlauch ist ein »hervorragender« Leiter für Keime aller Art, die darauf – bildlich gedacht – gut bis zur Blase vorwandern können.

Pflegekunden berichten bei DKs zudem sehr viel öfter über ein unangenehmes und störendes Gefühl als bei SPKs.

Ein Test hilft bei der Entscheidungsfindung

Sind Sie sich im Pflegealltag manchmal unsicher? Haben Sie bei einem Pflegekunden im Zuge der Risikoeinschätzung oder -evaluation schon öfter gedacht, dass hier eigentlich ein SPK sinnvoller wäre, sind aber unsicher, ob das ganze Prozedere dem Pflegekunden noch zugemutet werden kann?

Der Test (▶ Tab. 18) soll Ihnen für die Zukunft eine Hilfestellung sein. Nehmen Sie ihn zur Hand, wenn Sie sich genau solch eine Frage stellen, und beantworten Sie die sechs Fragen. Am Ende helfen Ihnen die Ergebnisse, Ihren Pflegekunden und den Arzt fundiert zu beraten.

Tab. 18: Test zur Entscheidungsfindung

Ist ein DK oder ein SPK bei meinem Pflegekunden sinnvoller?	Ja	Nein
1. Ist die Anlage eines künstlichen Harnableitungssystems auf Dauer (mindestens für drei Monate) geplant?	☐	☐
2. Hat Ihr Pflegekunde ein hohes Schamgefühl?	☐	☐
3. Ist Ihr Pflegekunde transportfähig bzw. glauben Sie, dass er einen kleinen operativen Eingriff gut verkraften würde?	☐	☐
4. Neigt Ihr Pflegekunde zu häufigen Harnwegsinfektionen?	☐	☐
5. Hat Ihr Pflegekunde eine chronische Wunde im Intim- oder Steißbereich?	☐	☐
6. Haben Sie einen guten Urologen als Kooperationspartner, der den SPK-Wechsel alle 6–8 Wochen übernehmen würde? Um den Pflegekunden so wenig wie möglich zu belasten, wäre das im Rahmen eines Hausbesuchs am wünschenswertesten.	☐	☐
Auswertung: Haben Sie 3 oder mehr Fragen mit »Ja« beantwortet? Dann wäre die Anlage eines SPK am sinnvollsten. Beraten Sie Ihren Pflegekunden und den Hausarzt in dieser Richtung. Haben Sie weniger als 3 Fragen mit »Ja« beantwortet? Dann dürfte die Anlage eines transurethralen Dauerkatheters das richtige Mittel der Wahl sein.		

3.5 Fazit: Nutzen Sie die Risikomatrix und Checklisten

Die Risikoeinschätzung zur Inkontinenz ist die Risikoeinschätzung, die von allen hier behandelten Risiken am schnellsten gelingt. Nutzen Sie die Risikomatrix dafür sowie die vorgestellte Checkliste (▶ Tab. 16) für Ihr Initialassessment. Bei Bedarf greifen Sie auf ein Differentialassessment zurück – die Deutsche Kontinenz Gesellschaft hat hierfür praktische Arbeitshilfe (▶ Abb. 5) entwickelt, die Sie auch sehr gut im ambulanten Bereich anwenden können. Anschließend schätzen Sie noch ergänzend das Kontinenzprofil und die Kontinenzform ein und erfüllen so alle fachlichen Vorgaben des Expertenstandards. Sie schließen die Risikoeinschätzung mit der Planung der individuellen Maßnahmen ab und setzen ein angemessenes Evaluationsdatum – fertig!

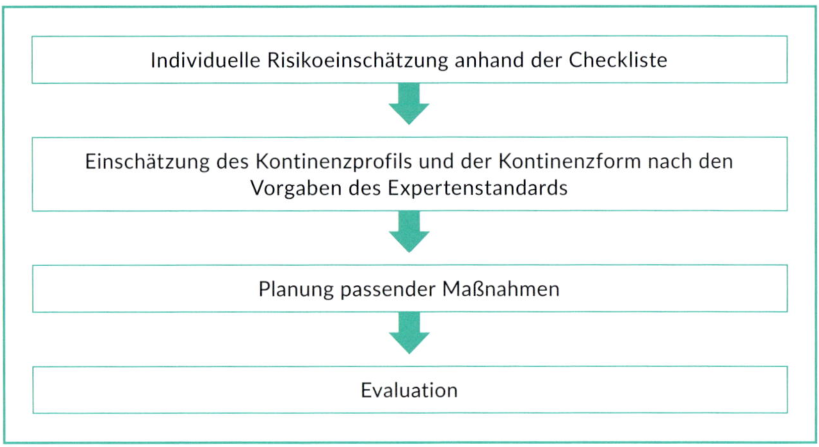

Abb. 6: Umgang mit dem Risiko Inkontinenz.

4 Risiko Schmerz

4.1 Definition Schmerz: Wann sollten Sie handeln?

»Jeder Mensch mit akuten, chronischen oder zu erwartenden Schmerzen erhält ein individuell angepasstes Schmerzmanagement, das der Entstehung sowie der Chronifizierung von Schmerzen und schmerzbedingten Krisen vorbeugt oder Schmerzen beseitigt sowie zu einer akzeptablen Schmerzsituation und zu Erhalt oder Erreichung einer bestmöglichen Lebensqualität und Funktionsfähigkeit beiträgt.« – So lautet die Zielsetzung im Expertenstandard Schmerzmanagement in der Pflege[10].

Für Sie als Pflegefachkraft stellen sich damit folgende Fragen:

- Was bedeutet Schmerz?
- Wann hat jemand Schmerzen?
- Wann sollten Sie handeln?

Definition **Schmerz**

Schmerz ist ein psycho-physisches Erlebnis, ein subjektives Gefühl, dessen Stärke von Individuum zu Individuum unterschiedlich wahrgenommen werden kann, deshalb gilt: **Jede vom Pflegekunden geäußerte Schmerzwahrnehmung ist ernst zu nehmen.**

[10] DNQP (2020): Expertenstandard Schmerzmanagement in der Pflege. Osnabrück, S. 27

Seien Sie bitte vorsichtig mit eigenen Interpretationen und Fehleinschätzungen durch Rückschlüsse aus Verhaltensbeobachtungen. *»Mein Pflegekunde Herr Schmidt äußert jeden Morgen vor der grundpflegerischen Versorgung Schmerzen. Eine halbe Stunde danach sitzt er aber mit anderen Bewohnern fröhlich im Speisesaal und frühstückt, da ist ihm nichts mehr anzumerken. Will er nur unsere Aufmerksamkeit?«*, fragt die Altenpflegerin Sabine ihre Kollegin. Solche Rückschlüsse sollten Sie nicht ziehen. Halten Sie aktiv dagegen, wenn im Kollegenkreis ähnliche Vermutungen über Pflegekunden geäußert werden. Dabei helfen Ihnen die drei goldenen Regeln der professionellen Schmerzeinschätzung:

1. Sie als Fachkraft können nicht wissen, ob Ihr Pflegekunde Schmerzen hat oder nicht.
2. Wenn ein Pflegekunde Ihnen gegenüber Schmerzen äußert, sind diese immer ernst zu nehmen.
3. Sie müssen eine fachlich stimmige Einschätzung durchführen und anschließend entsprechende Maßnahmen ergreifen.

Info

Schmerz zeigt sich sowohl durch verbale als auch nonverbale Äußerungen des Pflegekunden. Schmerzen beeinflussen das psychische sowie soziale Befinden und somit die Lebensqualität der Betroffenen und ihrer Angehörigen.

4.2 Die Ziele einer professionellen pflegerischen Schmerztherapie

- Die pflegerischen Maßnahmen tragen zur Stabilisierung der Schmerzsituation und dem Erreichen der individuellen Therapieziele des Pflegekunden bei. Im Falle einer Destabilisierung ist eine Anpassung des Behandlungsplans eingeleitet.
- Die Einflussnahme der Pflegefachkräfte auf das Schmerzerleben wird verbessert und das Schmerzerleben aktiv und positiv im Sinne des Pflegekunden mitgestaltet.
- Eine aktuelle Dokumentation schmerzmittelbedingter Nebenwirkungen liegt vor. Schmerzmittelbedingte Nebenwirkungen wurden verhindert bzw. erfolgreich behandelt.
- Die angewandten Maßnahmen haben sich positiv auf die Schmerzsituation und/oder die Eigenaktivität des Pflegekunden ausgewirkt.
- Der Pflegekunde kann Schmerzen mitteilen und ist befähigt, situationsgerechte Maßnahmen zu ihrer Beeinflussung anzuwenden.

4.3 Zur Schmerzentstehung

Entsteht ein Schmerzsignal, wird es innerhalb kürzester Zeit über Nervenbahnen zunächst an das Rückenmark und dann ans Gehirn weitergeleitet. Wie schnell der Schmerz weitergeleitet wird, beeinflusst die Art, wie er sich äußert. Schmerzfasern, die den Impuls schnell weiterleiten, bewirken einen intensiven Sofortschmerz, andere Nervenstränge leiten nur sehr langsam, was sich meist in einem dumpfen, länger anhaltenden Schmerz äußert.

Es gibt drei große Gruppen der Schmerzarten:

1. Nozizeptor-Schmerz (Schmerzempfänger-Schmerz)
2. Neuropathischer Schmerz (Nerveneigenschmerz)
3. Psychogener Schmerz (Seelenschmerz)

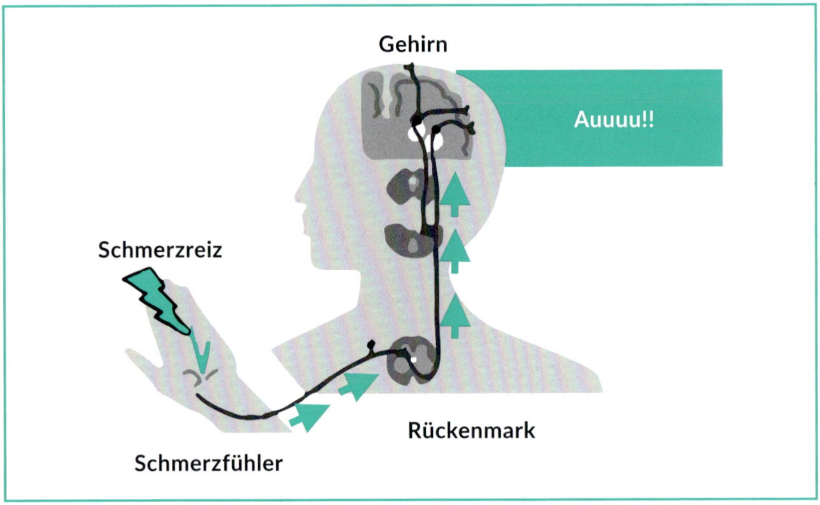

Abb. 7: Schmerzentstehung.

In der Forschung sind bisher diese Schmerzformen bekannt:

- Akute und chronische Schmerzen
- Nervenschmerzen
- Phantomschmerzen
- Körperliche und psychische Schmerzen
- Tumorschmerzen

Was bedeutet das für Ihren Umgang in der Praxis? Nur Schmerz, der erkannt wird, kann behandelt werden. Deshalb:

- Das Schmerzmanagement beginnt direkt bei der Aufnahme eines Pflegekunden.
- Im Zentrum steht die Wahrnehmung von Schmerzzeichen und der typischen Risikofaktoren für Schmerz.
- Die Selbsteinschätzung hat immer Vorrang vor der Fremdeinschätzung durch die Pflegefachkraft.
- Die zielgerichtete Anwendung von Einschätzungsinstrumenten ist wichtig.
- Bei einem Pflegekunden wird möglichst immer dasselbe Instrument zur Schmerzerfassung eingesetzt.

- Kann der Pflegekunde selbst keine Angaben machen, muss eine Fremdeinschätzung durchgeführt werden.
- Jede gute Skala/jedes Assessment sollte auch schmerzbedingte Probleme erheben und abfragen, wie z. B. die Furcht vor Schmerzen.

4.4 Schätzen Sie das Risiko systematisch ein

Zur Umsetzung einer adäquaten Schmerztherapie gehen Sie in der professionellen Pflege immer in diesen vier Schritten vor:

1. Das Risiko Schmerz systematisch und zielgruppenspezifisch einschätzen
2. Individuell passende Maßnahmen einleiten und umsetzen
3. Behandlungserfolg überpüfen
4. Regelmäßige Evaluation und Dokumentation

Zuerst möchte ich Ihnen zeigen, wie Sie das Risiko Schmerz systematisch und zielgruppenspezifisch einschätzen. Generell unterscheidet man bei den Assessmentinstrumenten die **Selbst- und die Fremdeinschätzung** voneinander.

Die **Selbsteinschätzung** ist der Fremdeinschätzung vorzuziehen, denn der Betroffene selbst weiß immer am besten, wie er etwas für Außenstehende (noch) nicht Messbares empfindet. In einem Musterformular (▶ Abb. 8) habe ich Ihnen ein Instrument zur Einschätzung vorbereitet, dass sich in der Praxis vielfach bewährt hat. Alle wichtigen Punkte, die der Expertenstandard und auch der aktuelle Bogen zur Qualitätsprüfung vorgeben, wie

- Schmerzlokalisation (z. B. streng lokalisiert, ausstrahlend, diffus o. ä.),
- Schmerzintensität,
- Schmerzqualität (z. B. stechend, brennend, ziehend o. ä.),
- Schmerzzeiten (z. B. seit wann, zu welchen Tageszeiten usw.),
- verstärkende und lindernde Faktoren (z. B. Wärme-/Kälteanwendungen, Ruhe usw.) und
- Folgen für den Lebensalltag

sind darin enthalten.

Selbsteinschätzung Schmerz

Die Befragung bezieht sich auf den Zeitraum der vergangenen 24 Stunden.

Name des Pflegekunden: ______________________ **Datum:** __________

Welche Darstellung trifft auf Ihre Schmerzen am besten zu?

☐ 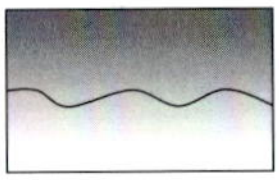
Dauerschmerzen mit leichten Schwankungen

☐ 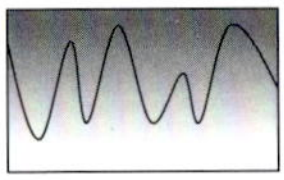
Dauerschmerzen mit starken Schwankungen

☐ 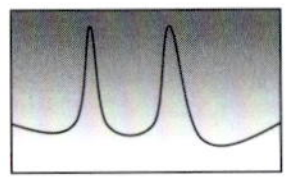
Dauerschmerzen mit Schmerzattaken (sog. Durchbruchsschmerzen)

☐ 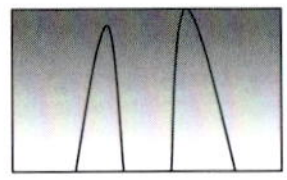
Schmerzattacken, dazwischen schmerzfrei

Wie lange haben Sie in den vergangenen 24 Stunden unter Ihren Schmerzen gelitten?

☐ gar nicht ☐ 1–6 Stunden ☐ 6–12 Stunden ☐ ständig

Wie stark empfinden Sie Ihre Dauerschmerzen?
(bitte markieren Sie die Stärke durch einen Strich auf der Skala)

0 1 2 3 4 5 6 7 8 9 10

Wie häufig traten in den letzten 24 Std. Schmerzattacken, sog. Durchbruchsschmerzen auf?

☐ gar nicht ☐ 1–2 x ☐ 2–5 x ☐ häufiger als 5 x

Wie stark empfinden Sie Ihre Durchbruchsschmerzen?
(bitte markieren Sie die Stärke durch einen Strich auf der Skala)

0 1 2 3 4 5 6 7 8 9 10

Können Sie eine Ursache für Ihre Durchbruchsschmerzen benennen?

☐ ja ☐ nein Wenn »ja«, welche: ______________________

Bitte kreisen Sie die Zahl ein, die angibt, wie stark ihre Schmerzen Sie in den vergangenen 24 Stunden beeinträchtigt haben.

Aktivität:	0	1	2	3	4	5	6	7	8	9	10
Gehvermögen:	0	1	2	3	4	5	6	7	8	9	10
Schlaf:	0	1	2	3	4	5	6	7	8	9	10
Allgem. Befinden:	0	1	2	3	4	5	6	7	8	9	10

Seite 1 von 3

Abb. 8: Musterformular zur Selbsteinschätzung Schmerz.

Selbsteinschätzung Schmerz

Die Befragung bezieht sich auf den Zeitraum der vergangenen 24 Stunden.

Schmerzlokalisation:

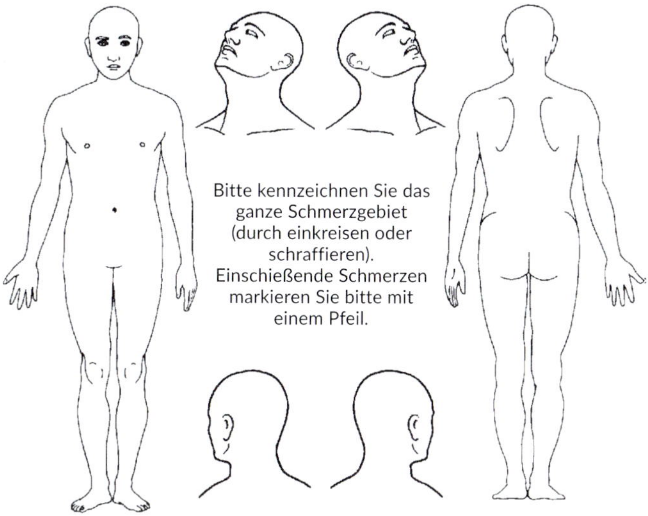

Diagnosen:

Schmerzgeschichte:

Funktionseinschränkung:

Seite 2 von 3

Abb. 8: Musterformular zur Selbsteinschätzung Schmerz.

Selbsteinschätzung Schmerz

Die Befragung bezieht sich auf den Zeitraum der vergangenen 24 Stunden.

Schmerzqualität:

☐ pochend ☐ klopfend ☐ hämmernd ☐ pulsierend
☐ stoßend ☐ krampfartig ☐ stechend ☐ ziehend
☐ schneidend ☐ scharf ☐ reißend ☐ dumpf
☐ brennend ☐ unscharf ☐ glühend ☐ ausstrahlend
☐ heiß ☐ einschießend

Was lindert Schmerzen:

Nicht-medikamentöse Schmerztherapie:

____

____

☐ Kälteanwendungen ☐ Wärmeanwendungen
☐ Ruhe ☐ Bewegung
☐ Entspannung ☐ Ablenkung
☐ sonstiges ______________________________

Erhalten Sie derzeit eine Schmerzmedikation?

☐ nein
☐ ja, folgende Festmedikation: ______________________________

____

☐ ja, bei Bedarf: ______________________________

Wie oft erfolgte die Bedarfsmedikations gabe in den letzten 3 Monaten? ________

Derzeitige Nebenwirkungen:

☐ keine ☐ nicht bekannt
☐ Übelkeit ☐ Erbrechen
☐ Verstopfung ☐ Müdigkeit
☐ sonstige ______________________________

Handlungsbedarf:

____

____

____

Name der erhebenden Pflegefachkraft: ______________________________

Seite 3 von 3

Abb. 8: Musterformular zur Selbsteinschätzung Schmerz.

Die **Fremdeinschätzung** einer Schmerzsituation führen Sie als Fachkraft in der Regel durch, wenn Ihr Pflegekunde aufgrund kognitiver Einschränkungen nicht mehr in der Lage ist, sich zu seinem Befinden adäquat zu äußern. Das bekannteste und am häufigsten verwendete Assessment ist dabei das BESD. Die Beurteilung von Schmerz bei Demenz (BESD) basiert auf dem amerikanischen »Pain Assessment in Advanced Dementia« (PAINAD) und umfasst die fünf Kategorien Atmung, negative Lautäußerungen, Gesichtsausdruck, Körpersprache und Trost. Auch wenn im Titel der Skala ausdrücklich auf das Krankheitsbild Demenz hingewiesen wird, kann sie selbstverständlich auch bei anderen kognitiven Erkrankungen eingesetzt werden.

4.4.1 Hinweise zum Ausfüllen des Assessments

Um ein umfassendes klinisches Bild Ihres Pflegekunden zu bekommen, sollten Sie das Assessment immer zweimal ausfüllen – einmal, wenn sich der Pflegekunde nicht bewegt und im Ruhezustand sitzt oder liegt und einmal in Bewegung/Mobilisation. Lesen Sie im Folgenden (▸ Tab. 19) nach, was Sie bei den einzelnen Kategorien beachten sollten.

Tab. 19: Schmerzeinschätzung nach BESD (leicht modifiziert)

☐ Ruhe ☐ Mobilisation			
	Ja	Nein	Punkte
Atmung			
Normal	☐	☐	0
Gelegentlich angestrengtes Atmen	☐	☐	1
Kurze Phasen von Hyperventilation	☐	☐	
Lautstark angestrengt atmen	☐	☐	2
Lange Phasen von Hyperventilation	☐	☐	
Cheyne-Stokes-Atmung	☐	☐	

	Ja	Nein	Punkte
Negative Lautäußerungen			
Keine	☐	☐	0
Gelegentliches Stöhnen oder Ächzen	☐	☐	1
Sich leise negativ oder missbilligend äußern	☐	☐	
Wiederholt beunruhigt rufen	☐	☐	2
Laut stöhnen oder ächzen	☐	☐	
Weinen	☐	☐	
Gesichtsausdruck			
Lächelnd oder nichtssagend	☐	☐	0
Trauriger Gesichtsausdruck	☐	☐	1
Ängstlicher Gesichtsausdruck	☐	☐	
Sorgenvoller Blick	☐	☐	
Grimassieren	☐	☐	2
Körpersprache			
Entspannt	☐	☐	0
Angespannte Körperhaltung	☐	☐	1
Nervös hin und her gehen	☐	☐	
Nesteln	☐	☐	
Starre Körpersprache	☐	☐	2
Geballte Fäuste	☐	☐	
Angezogene Knie	☐	☐	
Sich entziehen oder wegstoßen	☐	☐	
Schlagen	☐	☐	

	Ja	Nein	Punkte
Trost			
Trösten nicht notwendig	☐	☐	0
Bei oben genanntem Verhalten: Ablenken oder Beruhigen durch Stimme oder Berührung möglich?	☐	☐	1
Bei oben genanntem Verhalten: Trösten, Ablenken oder Beruhigen nicht möglich?	☐	☐	2
Gesamtpunktzahl Einschätzung 1 (Ruhe): **Gesamtpunktzahl Einschätzung 2 (Bewegung):**			
Hinweis: Bei > 3 Punkten in Ruhe bzw. > 5 Punkten in Bewegung muss eine Handlung erfolgen!			

4.4.2 Die Definition der einzelnen Punkte bei BESD

Atmung

1. Als **normal** wird ein geräuschloses, gleichmäßiges Ein- und Ausatmen ohne Anstrengung bezeichnet.
2. **Gelegentlich angestrengtes Atmen** ist charakterisiert durch gelegentliches Auftreten von anstrengenden, ermüdenden oder schweren Atemzügen.
3. **Kurze Phasen von Hyperventilation** sind schnelle und tiefe Atemzüge von insgesamt kurzer Dauer.
4. **Lautstarkes, angestrengtes Atmen** ist gekennzeichnet durch Geräusche beim Ein- oder Ausatmen, die laut, gluckern oder pfeifend sein können und anstrengend zu sein scheinen.
5. **Lange Phasen von Hyperventilation** sind übermäßig schnelle und tiefe Atemzüge. Die Phasen dauern recht lange.
6. **Cheyne Stokes-Atmung** ist gekennzeichnet durch immer tiefer werdende und wieder abflachende Atemzügen mit Atempausen.

Negative Lautäußerung

1. Die Kategorie **keine** bezeichnet Sprache oder Lautäußerungen mit angenehmem oder neutralem Klang
2. Unter **Stöhnen** ist Jammern oder Vor-sich-hinmurmeln wie auch Klagen oder Schreien zu verstehen. **Ächzen** ist definiert durch unverständliche und unbeabsichtigte Geräusche, die lauter als üblich sind und oft plötzlich beginnen und enden. Beides sollte nur gelegentlich auftreten.
3. **Sich leise negativ oder missbilligend äußern** ist gekennzeichnet durch leises Murren, Jammern, Fluchen oder Schimpfen mit einem klagenden, sarkastischen oder bissigen Unterton.
4. Die Kategorie **wiederholt beunruhigt rufen** bezeichnet Phrasen oder Worte, die wiederholt in einer Art geäußert werden, die Angst, Unbehagen oder Verzweiflung vermuten lässt.
5. Unter **laut stöhnen** ist Jammern oder Murmeln wie auch Klagen oder Schreien deutlich lauter als üblicherweise zu verstehen. **Laut ächzen** ist definiert durch unverständliche und unbeabsichtigte Geräusche, die lauter als üblich sind und oft plötzlich beginnen und enden.
6. Unter **Weinen** wird eine emotionale Ausdrucksform verstanden, die mit Tränen einhergeht. Die Person kann schluchzen oder weinerlich wirken.

Gesichtsausdruck

1. **Lächelnd** ist gekennzeichnet durch nach oben gerichtetem Mundwinkel, leuchtende Augen und einen Ausdruck von Zufriedenheit. **Nichts sagend** bedeutet einen neutralen, ruhigen, entspannten oder leeren Gesichtsausdruck.
2. **Traurig** ist gekennzeichnet durch unglücklichen, einsamen, niedergeschlagenen oder deprimierten Ausdruck, evtl. mit Tränen in den Augen.
3. Unter **ängstlich** versteht man einen Ausdruck von Furcht, Schreck oder Besorgnis – die Augen sind weit geöffnet.
4. **Sorgenvoller Blick** ist gekennzeichnet durch nach unten gerichtete Mundwinkel. Falten auf der Stirn und um den Mund können sich stärker als üblich zeigen.
5. **Grimassieren** ist gekennzeichnet durch einen verzerrten und verzweifelten Gesichtsausdruck. Die Stirn weist stärkere Falten auf als die Mundpartie. Die Augen können fest zugekniffen sein.

Körpersprache

1. **Entspannt** meint eine ruhige und gelassene Körperhaltung.
2. **Angespannt** beschreibt eine angestrengte, verkrampfte oder besorgte Körperhaltung. Die Zähne können fest zusammengebissen sein.
3. **Nervös hin und her gehen** meint eine ruhelose Aktivität. Sie kann mit ängstlichem, besorgtem oder beunruhigtem Ausdruck einhergehen. Die Gehgeschwindigkeit kann langsam oder schnell sein.
4. **Nesteln** meint, sich ruhelos bewegen. Wälzen im Stuhl oder das Rücken eines Stuhls durch das Zimmer sowie wiederholtes Berühren, Ziehen oder Reiben von Körperteilen können beobachtet werden. 4
5. **Starr** meint eine steife Körperhaltung. Die Arme und/oder Beine sind angespannt und unbeweglich. Der Rumpf ist gestreckt und unbeugsam.
6. **Geballte Fäuste** sind fest geschlossene Hände. Die Hände können sich auch wiederholt öffnen und schließen oder fest geschlossen bleiben.
7. **Angezogene Knie** bedeuten in Richtung Brust gezogene Knie. Die Person wirkt insgesamt aufgewühlt.
8. **Sich entziehen, wegstoßen** steht dafür, dass der Betroffene Annäherung oder Fürsorge abwehrt. Er versucht, der Annäherung zu entkommen, sich zu entwinden oder zu entreißen bis dahin, dass er andere wegstößt.
9. Unter **Schlagen** werden Formen der körperlichen Auseinandersetzung verstanden: u. a. schlagen, hauen, treten, zupacken, beißen.

Trost

1. **Trösten nicht notwendig:** Die Person scheint sich wohl zu fühlen und zufrieden zu sein.
2. **Ablenken oder beruhigen durch Stimme oder Berührung möglich:** Ein auffälliges Verhalten kann unterbrochen werde, indem die Person angesprochen oder berührt wird. Die Unterbrechung des auffälligen Verhaltens dauert über die gesamte Phase der Zuwendung an. Die Person wirkt dabei sorglos.
3. **Trösten, ablenken oder berühren nicht möglich:** Die Person kann nicht beruhigt werden. Das auffällige Verhalten kann durch Ansprache oder Berührung nicht unterbrochen werden Es ist jedoch möglich, dass das auffällige Verhalten durch Ansprache oder Berührung abgeschwächt wird. Das auffällige Verhalten ist zumindest zeitweise auch während der Zuwendung noch zu erkennen.

4.5 Planen Sie die individuell für Ihren Pflegekunden passenden Maßnahmen

Am Ende der begleitenden Selbsteinschätzung oder Ihrer Fremdeinschätzung liegt Ihnen entweder ein bestimmter Punktwert oder eine genaue Angabe über die Schmerzsituation Ihres Pflegekunden vor. Daran erkennen Sie, ob Sie nun weitere Schritte ergreifen müssen.

Bestehen bei Ihrem Pflegekunden anhaltende Schmerzen, gilt es zu handeln. Zuerst sollten Sie immer nicht-medikamentöse Maßnahmen planen und durchführen. Das können z. B. Wickel und Auflagen sein, das können aber auch alternative Ansätze, etwa aus der Pflanzenheilkunde, sein.

In der Übersicht (▶ Tab. 20) habe ich Ihnen sieben Beispiele für gute alternative Ansätze zur Schmerzbekämpfung Ihrer Pflegekunden zusammengefasst – vielleicht testen Sie demnächst eine der hier beschriebenen Maßnahmen?

Tab. 20: Gute alternative Ansätze in der Schmerztherapie

Ansatz/ Wirkstoff	Körperstelle/ Schmerzgegend	Durchführung
1. Nelkenöl	• Wirkt gut gegen Zahnschmerzen • Ätherisches Öl der Gewürznelke, besteht zu einem Großteil aus dem entzündungshemmenden, lokal betäubenden Wirkstoff Eugenol	• Geben Sie einige Tropfen auf ein Wattestäbchen und tupfen Sie das Öl rund um den betroffenen Bereich. • Bei kognitiv fitten Pflegekunden können Sie auch einen ganzen Wattebausch tränken und diesen 1–2 Stunden auf die betroffene Stelle auflegen – aber Vorsicht: Aspirationsgefahr! Führen Sie das wirklich nur dann durch, wenn Ihr Pflegekunde mit dieser Maßnahme umgehen kann.
2. Lokale Wärme	• Lindert Magen- oder allgemeine Bauchschmerzen • Entspannt die betroffene Region und fördert die Durchblutung	• Diese können in Form einer Wärmflasche angewandt werden (bitte beachten Sie hier die mögliche Verbrühungsgefahr). • Falls Ihr Pflegekunde im Handling einer Wärmflasche zu unsicher ist: Nutzen Sie Heublumensäckchen aus der Apotheke. Dieses erhitzen Sie 10 Minuten in heißem Wasser, wringen es aus und legen es dem Pflegekunden eine Stunde auf.

Ansatz/ Wirkstoff	Körperstelle/ Schmerzgegend	Durchführung
3. Heilerde	• Wirkt beruhigend auf den Magen-Darm-Trakt • Besitzt entzündungshemmende Eigenschaften	• Dazu können Sie 1–2 Teelöffel Heilerde (Reformhaus) in etwas Wasser auflösen und den Pflegekunden trinken lassen. • Anwendun: 3–4-mal täglich ist optimal.
4. Kneipp-sches Fußbad	• Lindert Rückenschmerzen • Löst muskuläre Verspannungen	• Füllen Sie eine Fußwanne zirka knöchelhoch mit 35°C warmem Wasser, platzieren Sie die Füße des Pflegekunden darin. • Während der nächsten 20 Minuten gießen Sie immer wieder heißes Wasser nach, bis zirka 42° C erreicht sind. • Nach dem Fußbad sollte der Pflegekunden 30 Minuten ruhen.
5. Ingwer	• Wirkt gut gegen fiebrige Erkältungen und Kopfschmerzen • Enthält Gingerole, die Schmerzen und Entzündungen entgegenwirken	• Bei fiebriger Erkältung: ½ Teelöffel geriebenen Ingwer mit einem ½ Teelöffel Honig mischen und einnehmen – 3-mal täglich ist perfekt. • Bei Kopfschmerzen: Ingwer pressen, den Saft mit etwas Olivenöl mischen und auf die Stirn des Pflegekunden streichen; lassen Sie den Pflegekunden anschließend eine Stunde ruhen.
6. Akupressur	• Lindert Blockaden, daher sehr gut bei Kopfschmerzen geeignet	• Massieren Sie mit Ihrem Zeigefinger knapp oberhalb der Augenbrauenmitte für 2–3 Minuten. • Drücken Sie danach mit Zeige- und Mittelfingern die Vertiefungen hinter den Ohren. • Wiederholen Sie das Ganze mehrmals.
7. Zwiebeln	• Wirken gut gegen Entzündungsschmerzen, besonders bei Hals- oder Ohrenschmerzen • Scharfstoffe im Zwiebelsaft regen die Durchblutung an, das fördert den Transport im Blut- und Lymphsystem	• Geben Sie Zwiebelwürfel in ein Baumwolltuch, erwärmen Sie es über Wasserdampf und quetschen Sie das Tuch aus, bis Saft austritt. • Legen Sie das Tuch 10 Minuten auf Hals oder Ohr des Pflegekunden auf. • Wiederholen Sie den Vorgang idealerweise 2-mal täglich.

Tipp

Starten Sie bei der Bekämpfung von Schmerzen immer zuerst mit nicht-medikamentösen Maßnahmen.

Das können beispielsweise auch sein:

- Wärme- oder Kälteanwendungen
- Bewegung und Mobilisation
- Massagen und Einreibungen
- Akupunktur
- Gespräche und Aufmerksamkeit
- religiöse Begleitung, z. B. durch Gebete oder Gottesdienstbesuche
- Fernsehen
- Alltagsbegleitung/Einzelförderung
- gezielte körperliche Nähe durch enge Bezugspersonen

Versuchen Sie herauszufinden, was Ihrem Pflegekunden guttut und seine Schmerzen lindert. Haben nicht-medikamentöse Maßnahmen keinen oder zu geringen Erfolg, sollte in der nächsten Stufe der Arzt benachrichtigt werden. Legen Sie dem Arzt Ihre systematische Schmerzeinschätzung vor und berichten Sie von den bereits ausprobierten nicht-medikamentösen Maßnahmen und deren Erfolg/Miss-Erfolg. Bei einer neuen Medikation empfehle ich Ihnen, schon in der Visite den genauen Zeitraum der Erprobung festzulegen, beispielsweise »Auswertung der Wirksamkeit der neuen Medikation nach 5 Tagen«.

Tipp

Gerade bei dem sehr individuellen Risiko »Schmerz« sollten Sie den Erfolg/Nicht-Erfolg engmaschig evaluieren, damit Ihr Pflegekunde sobald wie möglich schmerzfrei wird.

4.6 Schmerzmedikation: Beachten Sie mögliche Wechsel- und Nebenwirkungen

Im Zuge der zeitnahen Evaluation der neu verordneten oder in der Dosierung veränderten Medikation sollten Sie auch die möglichen Wechsel- oder Nebenwirkungen der Arzneimittel im Blick behalten. Verträgt sich das neue Schmerzmedikament mit der bisherigen Medikation des Pflegekunden? Welche Nebenwirkungen können möglicherweise auftreten? Schärfen Sie Ihre professionelle Krankenbeobachtung gern mit dieser Übersicht (▶Tab. 21) über die fünf bekanntesten Wirkstoffgruppen, die derzeit zur Schmerzbekämpfung zur Verfügung stehen.

Tab. 21: Schmerzmittel mit Wirkung, Nebenwirkung und besonderen Hinweisen

Wirkstoff	Wirkung	Nebenwirkung	Dosierung	Vorsicht
Acetylsalicylsäure (ASS)	• Wirkt bei Schmerzen, die durch entzündliche Prozesse ausgelöst werden • Blutverdünnend, daher geeignet zur Vorbeugung vor Herzinfarkten und Schlaganfällen • Hilft gegen Kopfschmerzen	• Übelkeit, Sodbrennen, Erbrechen • Kann bei Asthmatikern zu Anfällen führen • Bei hoher Dosierung und langfristiger Einnahme: Magenbeschwerden, Magenblutungen	• Maximal 1500–3000 mg Acetylsalicylsäure am Tag, alle 4–8 Stunden	• Nicht empfehlenswert bei Wundschmerzen nach Operationen • Nicht geeignet bei Asthma • Nicht sinnvoll bei bestehenden chronischen Magenproblemen, z. B. Gastritis • Nicht geeignet für Kinder und Jugendliche (kann das gefährliche Reye-Syndrom auslösen)

Wirkstoff	Wirkung	Nebenwirkung	Dosierung	Vorsicht
Diclofenac	• Fiebersenkend • Schmerzstillend • Entzündungshemmend • Antirheumatisch • Allgemein: Sehr schnell wirksam	• Magen- und Darmbeschwerden • Schwindel, Müdigkeit • Überempfindlichkeit gegen Sonnenlicht	• Erwachsene maximal 75 mg pro Tag	• Nicht geeignet bei Herzschwäche und chronisch entzündlichen Darmerkrankungen • Nicht empfehlenswert bei einer Histaminintoleranz
Ibuprofen	• Bei Schmerzen, die durch Entzündungen hervorgerufen werden • Auch geeignet bei hohem Fieber, rheumatoider Arthritis, Ohr- und Zahnschmerzen	• Lebertoxisch bei längerer Einnahme • Bei älteren Menschen: häufiger Magendurchbrüche • Gastritis • Sodbrennen • Übelkeit	• 1200–2400 mg täglich • Hinweis: Erst ab 800mg pro Tag wirkt es nicht nur schmerzstillend, sondern auch entzündungshemmend	• Nicht geeignet bei schweren Nieren- und Leberfunktionsstörungen • Kann sich auch auf die Blutgerinnung auswirken; daher Vorsicht vor und nach Operationen
Novalgin	• Schmerzlindernd • Fiebersenkend • Leicht entzündungshemmend • Hilft bei Schmerzen nach Operationen, Tumorschmerzen	• Depressionen • Halluzinationen • Konzentrationsschwäche • Krisenhafte Blutdruckabfälle	• Maximal 3000 mg täglich, bei älteren Menschen eher weniger	• Nicht empfehlenswert bei Heuschnupfen und chronischen Atemwegserkrankungen, da ein Schub ausgelöst werden kann
Paracetamol	• Fiebersenkend • Als Schmerzmittel bei Kopf- und Zahnschmerzen sowie arthrosebedingten Gelenkschmerzen	• Kopfschmerzen bei längerer hochdosierter Einnahme • Nach abruptem Absetzen verschlimmern sich dann die Kopfschmerzen	• Bei oraler Anwendung: 10–15 mg Paracetamol pro kg Körpergewicht	• Nicht geeignet bei einer Beeinträchtigung der Leberfunktion, z. B. durch chronischen Alkoholmissbrauch • Unbedingt die genaue Dosierungsangaben des Arztes beachten

Die WHO empfiehlt die Verordnung von Schmerzmedikamenten anhand eines speziellen Stufenschemas (▶ Abb. 9). Nach der Empfehlung kann man Präparate der Stufe 1 mit denen der Stufe 2 und 3 kombinieren. Nicht empfohlen wird dagegen eine Kombination von Medikamenten der Stufe 2 und 3, denn beide Opioid-Arten wirken über die gleichen Schmerzrezeptoren – und deren Zahl ist begrenzt.

Gibt man schwache und starke Opioide in Kombination, konkurrieren diese um die freien Plätze an den Rezeptoren, ohne dass ein additiver Effekt entsteht, weil auch mit einem der beiden Schmerzmittel schon alle Rezeptoren »im Einsatz« sind.

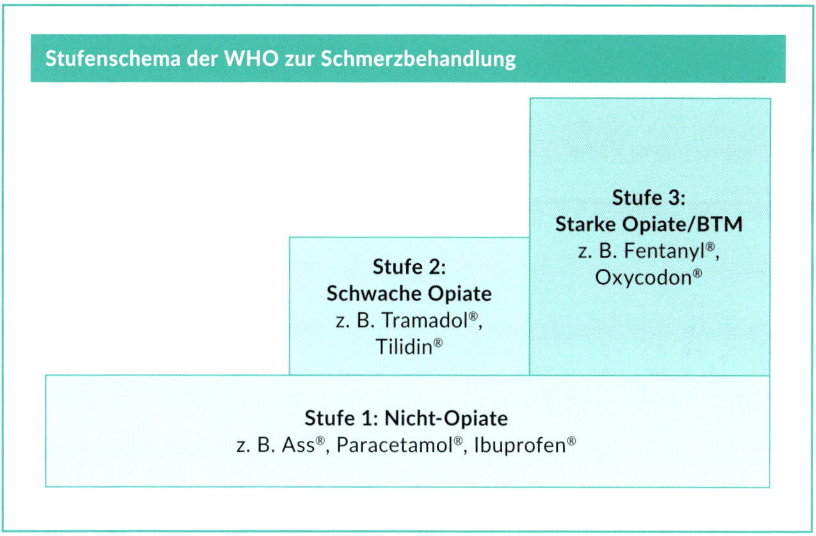

Abb. 9: Das Stufenschema der WHO.

4.7 Sonderfall BTM: Die Umsetzung der gesetzlichen Regeln ist Ihre Aufgabe

Wenn die Medikation Ihres Pflegekunden die dritte Stufe erreicht hat, gilt es einiges zu beachten. Der Umgang mit Betäubungsmitteln (BTM) ist gesetzlich geregelt und erfordert Ihre Aufmerksamkeit. Mit der folgenden Checkliste (▸ Tab. 22) können Sie sicherstellen, dass Sie alle gesetzlichen Vorschriften im stationären Bereich erfüllen.

Gehen Sie Punkt für Punkt in Ihrem Arbeitsbereich durch: Können Sie überall einen Haken setzen? Prima, dann erfüllen Sie alle rechtlichen und fachlichen Vorgaben und Standards. Fehlt Ihnen ein Haken? Dann beheben Sie schleunigst diesen Mangel.

Tab. 22: Umgang mit BTM

Handlungsschritte	☐
Lieferung	
Bei Ihnen nehmen nur Fachkräfte die gelieferten BTM entgegen.	☐
Diese unterschreiben auf dem Lieferschein. Einen Durchschlag davon behalten Sie – hier hat der Lieferant der Apotheke unterschrieben. Einen Durchschlag nimmt der Lieferant wieder mit.	☐
Nach erfolgter Lieferung wird der Lieferschein in einem extra dafür vorgesehenen Ordner abgeheftet.	☐
Das BTM wird sofort in den Bestand eingetragen.	☐
Lagerung	
In jedem Bereich gibt es einen stabilen BTM-Schrank.	☐
Dieser ist stets verschlossen.	☐
Den Schlüssel trägt immer eine Fachkraft bei sich.	☐
Der Schlüssel rotiert ausschließlich und nur unter Fachkräften.	☐
Das BTM wird immer in der Originalverpackung des Herstellers samt Packungsbeilage gelagert.	☐

Handlungsschritte	☐
Dokumentation	
Die Dokumentation erfolgt in einem gesonderten BTM-Buch oder mittels gesonderter Karteikarten.	☐
Alle Seiten, bzw. Karten sind fortlaufend nummeriert.	☐
Der Bestand sowie Zugänge und Entnahmen sind lückenlos dokumentiert.	☐

4.7.1 Mit diesen zusätzlichen Tipps handhaben Sie im Alltag alles rechtlich korrekt

Im Folgenden habe ich Ihnen noch drei Tipps zusammengestellt, wie Sie die Dokumentation der BTM Ihrer Pflegekunden im Arbeitsalltag am sinnvollsten gestalten. Damit sind Sie rechtlich auf der sicheren Seite!

Dokumentieren Sie den Bestand, auch wenn Sie nichts verabreichen

Warum? Sie haben bestimmt auch einige Pflegekunden, die nur alle drei oder sogar nur alle sieben Tage ein BTM bekommen. Wenn Sie nun nur diese Verabreichung dokumentieren würden, dann gäbe es für die Tage dazwischen keinen roten Faden. Im schlimmsten Fall würde dann erst nach drei oder sieben Tagen auffallen, dass der Bestand nicht korrekt ist. Deshalb ist es wichtig, auch in der Zwischenzeit zu handeln. Gut gelingen kann Ihnen das mit der folgenden Übersicht (▶ Tab. 23). Ich habe das Formular bis Tag 5 des Monats vorbereitet. Wenn Sie es übernehmen, sollte es bis Tag 31 gehen.

Nehmen Sie pro Pflegekunden, der BTM erhält, eine Übersicht zur Hand. Jede Fachkraft zeichnet im Früh-, im Spät- und auch im Nachtdienst ab, wenn sie den Bestand kontrolliert. Die Unterschrift bedeutet dann so viel wie »Bestand gezählt, alles ok«.

Tab. 23: BTM-Kontrolle ohne Verabreichung

Name des Pflegekunden:			
Monat:			
Medikament:			
Tag	**Frühdienst**	**Spätdienst**	**Nachtdienst**
1			
2			
3			
4			
5			

Lassen Sie sich mitgebrachte BTM gegenzeichnen

In der stationären Langzeitpflege kann es sein, dass ein Pflegekunde neu in eine Pflegeeinrichtung einzieht und BTM von zu Hause mitbringt. Legen Sie dann eine neue BTM-Karte an und zählen Sie gemeinsam mit dem Pflegekunden/seinen Angehörigen die mitgebrachten Medikamente. Tragen Sie die Zahl ein. Vermerken Sie, dass dieser Bestand aus der Häuslichkeit mitgebracht wurde, und lassen Sie den Pflegekunden/seinen Angehörigen unterschreiben. Wie eine solche Dokumentation in der Praxis aussehen kann, sehen Sie an dieser Muster-BTM-Karte (▶ Tab. 24).

Tab. 24: Muster-BTM-Karte

Name Pflegekunde: Frau Mustermann							
Datum	Medikament	Bestand	Verabreichungsform	Zeit	Menge	Restbestand	Hdz. PFK
16.03.2019	Oxycodon 10 mg	0	Tbl.	11.00	+ 30 (*)	30	NO
* Diese Menge wurde aus der Häuslichkeit mitgebracht. Unterschrift Tochter von Frau Mustermann/PFK							

Beachten Sie die Dokumentationspflicht auch nach dem Versterben des Pflegekunden

Wenn ein Pflegekunde mit BTM verstirbt, gibt es im Pflegealltag zwei Möglichkeiten: Sie geben das BTM zur Vernichtung in die Apotheke zurück. Achten Sie bei diesem Weg darauf, dass der entgegennehmende Mitarbeiter der Apotheke die Rücknahme auf der BTM-Karte unterschreibt. Gute Erfahrungen in der Praxis habe ich in stationären Langzeitpflegeeinrichtungen damit gemacht, dass die PDL die BTM samt den Karten nach dem Versterben eines Pflegekunden sammelt und einmal im Monat selbst an die Apotheke weiterleitet. 4

Die zweite Möglichkeit besteht darin, dass der behandelnde Hausarzt das übrige BTM für seinen Praxisbedarf ausgehändigt haben möchte. Auch in diesem Fall vermerken Sie den Vorgang auf der BTM-Karte und lassen es gegenzeichnen. Das kann dann so aussehen: *»18.03.2019: Pflegekunde verstorben; die restlichen 5 Fentanyl-Pflaster an Dr. Reinhardt übergeben – Unterschrift Arzt/PFK.«*

Wichtig **BTM gehören nicht in die Erbmasse**

Andere Arzneimittel dürfen Sie den Erben Ihres verstorbenen Pflegekunden aushändigen. BTM aber, die unter die Regelungen des Strafrechts fallen, sind kein regulärer Bestandteil der Erbmasse und Sie dürfen sie nicht an die Erben herausgeben.

4.8 Überprüfen Sie den Behandlungserfolg: Gibt es weitere Handlungsbedarf?

Wirken die nicht-medikamentösen oder medikamentösen Maßnahmen gut? Leidet der Pflegekunde unter irgendwelchen Nebenwirkungen? Kann die pflegerisch-medizinische Therapie weiter fortgesetzt werden oder braucht es eine Änderung? Das sind Ihre Leitfragen, wenn Sie im nächsten Schritt den Behandlungserfolg der aktuellen Therapie überprüfen. Wie bei den anderen Schritten hin zu einer optimalen Schmerztherapie gilt es auch hier, Ihre Evaluation sorgfältig zu dokumentieren.

4.8.1 Wichtig: Verfahrensregelung zum Schmerzmanagement

Eine Handlungsleitlinie zum internen Schmerzmanagement sollte es in jeder Einrichtung der Langzeitpflege geben. Die Inhalte:

- Verantwortlicher Experte und damit Ansprechpartner für den Themenkomplex »Schmerz« in der Einrichtung
- Arzt mit umfassendes Kenntnissen und Befugnis, Schmerzschemata (siehe Info-Kasten) anzuordnen
- Verfahren hinsichtlich Bedarfsmedikationen und einmaligen Anordnungen medikamentöser Therapie, wenn kein Schmerzschema vorliegt
- Dokumentation
- Notfallnummern
- Aufgabenbeschreibung für die pflegerischen Schmerzexperten

Info Schmerzschema

Die zielgruppenspezifische Festlegung der standardisierten Schmerztherapie für den Pflegekunden orientiert sich an der zu erwartenden Schmerzintensität. Ein Schmerzschema beinhaltet:

- die zu verabreichenden Medikamente,
- die Dosierungen,
- die Applikationsarten und
- die Bedarfsmedikation bei Erreichen der Interventionsgrenzen.

4.9 Besonderheit: Placeboverabreichungen

»Placeboverabreichungen, über die der Pflegekunde nicht informiert und aufgeklärt wurde, sind ethisch nicht vertretbar«, so ein Zitat aus dem Expertenstandard[11]. Wenn mit Placebos gearbeitet wird, z. B. im Rahmen klinischer Studien, um neue schmerzstillende Medikamente zu erforschen und zu testen, muss der Pflegekunde vor Teilnahme und Gabe zwingend aufgeklärt werden.

---

[11] DNQP (2020): Expertenstandard Schmerzmanagement in der Pflege. Osnabrück, S. 163

Keinesfalls dürfen Pflegefachkräfte eigenmächtig anstatt beispielsweise Schmerztropfen nur Wasser mit Geschmack verabreichen, weil der Pflegekunde ihrer Meinung nach keine Schmerzen hat, sondern vielleicht nur Aufmerksamkeit sucht. Dieses Urteil steht niemandem zu und es gilt der Grundsatz: Der Pflegekunde hat Schmerzen, wenn er sagt, dass er Schmerzen hat. Kein Dritter darf ihm das absprechen oder anders interpretieren.

4.10 Besonderheit: chronische Schmerzen – Liegt eine stabile oder eine instabile Schmerzsituation vor?

Versorgen Sie auch immer mal wieder Pflegekunden mit chronischen Schmerzen? Dann wissen Sie, dass in solchen Fällen das Risiko Schmerz noch mehr Ihre Fachlichkeit fordert, als sonst.

Beispiel **Wie kann man Herrn Fischer adäquat pflegen?**

Herr Fischer ist ein chronischer Schmerzpatient. Seit seinem 50. Lebensjahr – das sind jetzt gut 20 Jahre – hat er mit chronischen Rückenschmerzen zu kämpfen. Wie jeder Patient in seiner Situation hat er in der Vergangenheit schon eine Vielzahl von Untersuchungen und unterschiedliche Diagnostiken hinter sich.

Im Bereich Schmerzmedikamente aller Art weiß er besser Bescheid als die Pflegekräfte. Wie können die Fachkräfte ihn trotzdem adäquat betreuen und in seiner chronischen Schmerzsituation nicht allein lassen?

Zuerst sollten sie auswerten, ob bei Ihrem Pflegekunden eine stabile, oder eine instabile Schmerzsituation vorliegt.

Eine **stabile Schmerzsituation** herrscht, wenn

- der Pflegekunde mit chronischem Schmerz seine Schmerzsituation subjektiv als akzeptabel und nicht veränderungsbedürftig erlebt,
- Zielkriterien für Stabilität sich konkret an der Lebenswelt des Pflegekunden orientieren und mit ihm ausgehandelt wurden,
- die Kriterien der Stabilität mit dem Pflegekunden unter fachlicher Beratung der Bezugspflegefachkraft ermittelt wurden. Dadurch werden potenzielle Bedrohungen der subjektiv stabilen Situation besprochen und antizipiert. Für mögliche Krisen und Komplikationen liegen gemeinsam entwickelte Strategien zur Prävention vor. Angehörige sind in diesen Prozess ebenfalls mit einzubeziehen.

Eine **instabile Schmerzsituation** herrscht, wenn

- die Schmerzsituation und -linderung dauerhaft nicht einer akzeptablen Situation entspricht,
- gesundheitsbezogene oder alltagsbezogene Krisen auftreten oder noch nicht wieder durch eine akzeptable Situation abgelöst wurden,
- Versorgungsbrüche entstehen, die nicht mit Hilfe von Selbstmanagementkompetenz, familialer oder professioneller Unterstützung überbrückt werden können,
- Komplikationen mit der oder durch die Therapie oder deren Nebenwirkungen auftreten,
- durch die Schmerzsituation eine Einbuße an Lebensqualität, Funktionalität oder sozialer Teilhabe entstanden ist, die nicht mehr dem direkt geäußerten oder mutmaßlichen Willen des Pflegekunden entspricht. Besonders der Prozess der langsamen Verschlechterung des Gesundheitszustandes fordert von Pflegefachkräften, eine regelmäßige kritische Reflektion der Schmerzsituation vorzunehmen.

Als praktische Hilfe für den Arbeitsalltag, ob eine stabile oder eine instabile Schmerzsituation vorherrscht, habe ich Ihnen zwei Checklisten (▶ Tab. 25 und ▶ Tab. 26) vorbereitet. Nehmen Sie diese zur Ersteinschätzung bei Pflegekunden mit chronischen Schmerzen zur Hand und gehen Sie die Aussagen durch. In der Auswertung lesen Sie anschließend nach, wie Ihr weiteres Vorgehen zu planen ist.

Tab. 25: Checkliste stabile Schmerzsituation

Schmerzsituation		
Test 1: Liegt eine stabile Schmerzsituation vor?	**Ja**	**Nein**
Der Pflegekunde mit chronischem Schmerz erlebt seine Schmerzsituation subjektiv als akzeptabel und nicht veränderungsbedürftig.	☐	☐
Gibt es individuelle Zielkriterien für die subjektive Stabilität beim Pflegekunden (z. B. »Wenn ich in der Nacht schmerzfrei bin, dann ist es für mich akzeptabel«)?	☐	☐
Wurden diese individuellen Kriterien der Stabilität unter fachlicher Beratung einer Pflegekraft festgelegt?	☐	☐
Gibt es Präventionsstrategien für mögliche Krisen oder Komplikationen?	☐	☐
Auswertung: Wenn Sie zweimal oder öfter mit »Ja« geantwortet haben, weist das auf eine stabile Schmerzsituation hin. Es besteht damit erst einmal kein weiterer Handlungsbedarf. Wenn Sie mehr als einmal mit »Nein« geantwortet haben, weist einiges auf eine instabile Schmerzsituation hin. Führen Sie auf jeden Fall zur Absicherung noch den zweiten Test durch.		

4

Tab. 26: Checkliste instabile Schmerzsituation

Schmerzsituation	Ja	Nein
Die Schmerzsituation und -linderung entspricht dauerhaft einer nicht akzeptablen Situation.	☐	☐
Gesundheitsbezogene oder alltagsbezogene Krisen sind aufgetreten und noch nicht wieder durch eine akzeptable Situation abgelöst.	☐	☐
Versorgungsbrüche entstehen, die nicht mit Hilfe von Selbstmanagementkompetenz oder professioneller Unterstützung überbrückt werden können.	☐	☐
Komplikationen mit der oder durch die Therapie oder deren Nebenwirkungen sind aufgetreten.	☐	☐
Durch die Schmerzsituation ist eine Einbuße an Lebensqualität, Funktionalität oder sozialer Teilhabe entstanden, die nicht mehr dem Willen des Pflegekunden entspricht.	☐	☐
Auswertung: Wenn Sie einmal oder öfter mit »Ja« geantwortet haben, weist das auf eine instabile Schmerzsituation hin. Es besteht dringender Handlungsbedarf.		

Haben Sie im ersten Schritt herausgefunden, dass eine instabile Schmerzsituation vorliegt, müssen Sie weiter handeln. Führen Sie als nächstes eine systematische Schmerzeinschätzung durch, wie in den vorherigen Kapiteln beschrieben. Im Anschluss sorgen Sie für die Planung sinnvoller Maßnahmen und setzen am Schluss ein individuell passendes Evaluationsdatum.

Info
Auch wenn die Versorgung chronischer Schmerzpatienten schwierig ist, weil es wahrscheinlich nicht **die** Lösung für vollkommene Schmerzfreiheit geben wird, sollten Sie auch in diesen Fällen nach dem eben beschriebenen fachlichen Standard handeln.

4.11 Fazit: Dokumentieren und evaluieren Sie die Schmerzeinschätzung regelmäßig

Die Risikoeinschätzung zum Schmerzgeschehen sollten Sie bei jeder Neuaufnahme eines Pflegekunden, nach jedem Krankenhausaufenthalt und bei jeder gravierenden Veränderung des Allgemeinzustandes durchführen. Greifen Sie dabei immer wieder auf die Selbst- oder auf die Fremdeinschätzung zurück und nutzen Sie das dafür passende Assessment. Die Planung der passenden Maßnahmen schließt sich je nach Ergebnis daran an, ebenso sollte eine zeitnahe Überprüfung derselben von Ihnen durchgeführt werden. Die Dokumentation Ihrer Einschätzung und der Maßnahmen erfolgt im Themenfeld 2 (bei Bewegungsschmerzen) oder im Themenfeld 3 (bei Tumor- oder sonstigen Schmerzen) der Strukturierten Informationssammlung SIS®.

Denken Sie bei der Versorgung von Schmerzpatienten immer daran, wie es Ihnen geht, wenn Sie Schmerzen haben. In kaum einem anderen Gebiet gilt der Grundsatz »*Pflege so, wie du selbst gepflegt werden willst*« wie hier. Für die Lebensqualität Ihrer Pflegekunden ist eine adäquate Schmerztherapie von entscheidender Bedeutung.

Hier (▸ Abb. 10) noch einmal in der Übersicht alle wichtigen Schritte, die Sie zur fachlich korrekten Umsetzung der Risikoeinschätzung Schmerz durchführen sollten.

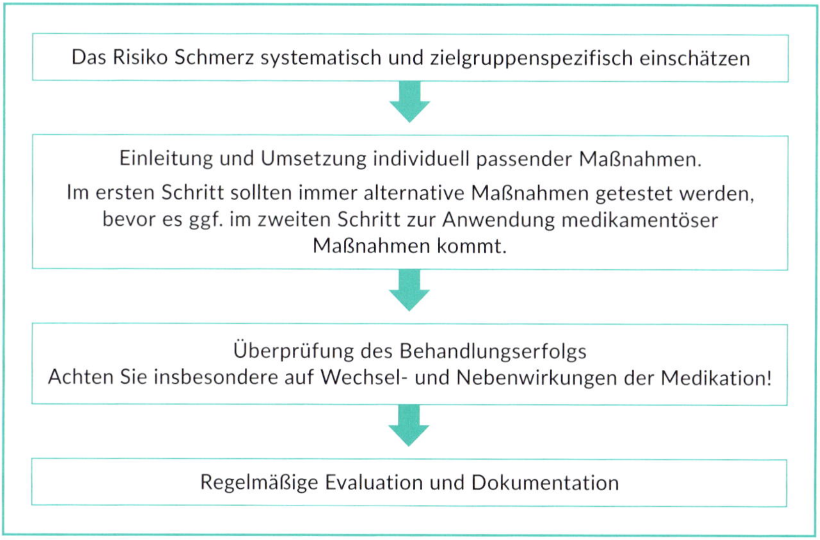

Abb. 10: Umsetzung der Risikoeinschätzung Schmerz.

5 Risiko Ernährung

Schätzen Sie immer die Gefahr der Mangelernährung **und** der Exsikkose ein – in beiden Bereichen brauchen Ihre Pflegekunden Ihr fachliches Know-how.

5.1 Warum Sie bei dieser Risikoeinschätzung doppelt gefragt sind

»Essen und Trinken hält Leib und Seele zusammen.« In dieser alten Weisheit steckt viel Wahres. Für Ihre Pflegekunden im letzten Lebensabschnitt nehmen Mahlzeiten eine wichtige Funktion ein: Sie strukturieren den Tag und sind häufig einziger Genuss, wenn andere körperliche Fähigkeiten und Ressourcen eingeschränkt sind. Umso wichtiger ist es, dass Pflegekräfte eventuelle Einschränkungen in diesem Bereich frühzeitig erkennen und gegensteuern.

Tipp

Schätzen Sie immer die beiden Risiken Mangelernährung und Exsikkose bei jedem Pflegekunden ein. Denn nur mit einer gezielten Risikoeinschätzung gelingt es, die Defizite festzustellen und die passenden Maßnahmen zu planen.

Der Expertenstandard »Ernährungsmanagement zur Sicherung und Förderung der oralen Ernährung in der Pflege«[12] gibt Ihnen eine gute Handlungsanleitung vor! Erfahren Sie nun zuerst, wie Sie sich schnell und einfach mit der Gefahr der Mangelernährung auseinandersetzen und Ihrem Pflegekunden in diesem Bereich die bestmögliche Unterstützung zukommen lassen. Anschließend stelle ich Ihnen vor, wie Ihnen dasselbe in Bezug auf das Risiko Exsikkose gelingt. Los geht's!

5.2 Starten Sie Ihre Risikoeinschätzung mit einem ersten pflegefachlichen Screening

Unmittelbar zu Beginn Ihres pflegerischen Auftrags oder bei einer gravierenden Veränderung beim Pflegekunden, z. B. nach einem Krankenhausaufenthalt, führen Sie eine erste kurze Einschätzung durch. Dabei stellen Sie im ersten Schritt fest, ob eine bestehende oder drohende Mangelernährung vorliegt. Orientieren Sie sich dabei z. B. entweder an dieser Gedankenstütze (▸ Tab. 27) zu den Themenfeldern der Risikomatrix oder an den möglichen Gründen bzw. Erklärungen für eine Mangelernährung.

Tab. 27: Matrix für das Risiko Ernährung

Themenfeld	Mögliche Risikofaktoren
Kognitive und kommunikative Fähigkeiten	Kognitive Einschränkungen (z. B. bei Demenz) oder Störungen der Sinneswahrnehmungen, die dazu führen, dass: • Nahrungsmittel nicht als solche erkannt werden • Besteck/Hilfsmittel nicht mehr adäquat eingesetzt werden können • Wünsche nicht geäußert werden können • Einschränkungen der Sinneswahrnehmung, die zum Verlust des Geschmackssinns führen • Starke Unruhe und/oder Wanderungstendenzen, die einen erhöhten Energie- oder Flüssigkeitsbedarf zur Folge haben • Vernachlässigung der Nahrungs- und Flüssigkeitsaufnahme • Schlankheitswahn/Suchtmittelabhängigkeit • Antriebslosigkeit, Trauer, Appetitlosigkeit • Ablehnung von Mahlzeiten und/oder Getränken über einen längeren Zeitraum

[12] Vgl. Deutsches Netzwerk für Qualitätsentwicklung in der Pflege (DNQP) (2017): Ernährungsmanagement zur Sicherung und Förderung der oralen Ernährung in der Pflege. Osnabrück

Themenfeld	Mögliche Risikofaktoren
Mobilität	• Mobilitäts- und Bewegungseinschränkungen, durch die der Zugang zu Essen und Trinken erschwert ist • Mobilitäts- und Bewegungseinschränkungen, durch welche Nahrung nicht selbst eingekauft, zubereitet, mundgerecht zubereitet oder zu sich genommen werden kann • Hoher Lauf- und Bewegungsdrang • Fortwährendes Aufstehen während der Mahlzeiten • Vermeidung von häufigen Toilettengängen, weil ggf. Unterstützung benötigt wird
Krankheitsbezogene Anforderungen und Belastungen	• Akute und chronische Erkrankungen, die mit einem erhöhten Energie- oder Flüssigkeitsbedarf einhergehen (z. B. Tumorerkrankungen, chronische/großflächige Wunden, Schilddrüsenerkrankungen) • Auswirkungen von Krankheit oder Therapie (z. B. Übelkeit, Erbrechen, Obstipation, Diarrhoe, Fieber, Schmerz) • Erkrankungen, die mit Kau- und Schluckstörungen einhergehen • Schlechter Mund-/Zahnstatus • Stoffwechselerkrankungen, z. B. Diabetes • Medikamente, die als Nebenwirkungen Appetitlosigkeit oder Müdigkeit hervorrufen
Selbstversorgung	• Unterstützungsbedarf bei der mundgerechten Zubereitung/dem Einschenken von Getränken • Unterstützungsbedarf bei der Nahrungs- und Flüssigkeitsaufnahme: Essen anreichen/Trinken reichen • Ungünstiges Ernährungsverhalten z. B. durch Kriegserlebnisse, Unkenntnis, Gewohnheiten • Unterstützung wird nicht eingefordert, z. B. durch Zurückhaltung oder mangelnde Ausdrucksfähigkeit
Leben in sozialen Beziehungen	• Belastende Ereignisse wie z. B. der Tod einer nahen Bezugsperson • Trauer • Umzug/Heimweh • Einsamkeit/Isolation • Ausgrenzung, da Mitmenschen die Nahrungs-/Flüssigkeitsaufnahme als unangenehm erleben (z. B. vermehrter Speichelfluss, Herausnehmen von Zahnprothesen während des Essens)

In der Tabelle liegt der Fokus auf der Verbindung des jeweiligen Risikos mit den einzelnen Themenfeldern. Anhand der einzelnen Parameter entscheiden Sie jetzt: Liegen so viel Risikofaktoren beim Pflegekunden vor, dass Sie das erste Screening als positiv bewerten? Oder trifft von diesen Risikofaktoren so gut wie nichts auf Ihren Pflegekunden zu?Die Bewertung wäre damit negativ und unauffällig.

5.2.1 Mögliche Gründe für eine Mangelernährung

Die zweite Möglichkeit des ersten pflegefachlichen Screenings besteht darin, das potenzielle Risiko gezielt anhand der krankheits-, therapie- und altersbedingten, der psychosozialen und der umgebungsbedingten Einschränkungen einzuschätzen. Nutzen Sie dafür diese Auflistung (▶ Tab. 28).

5

Tab. 28: Gezielte Einschätzung des Risikos einer Mangelernährung

Gründe für eine Mangelernährung	
Krankheits-, therapie- und altersbedingte Einschränkungen	
Akute und chronische Krankheiten	☐
Multimorbidität	☐
Auswirkungen von Krankheiten oder Behandlung (Übelkeit, Erbrechen, Diarrhoe, Schmerzen)	☐
Nebenwirkungen von Medikamenten (z. B. Müdigkeit, Appetitlosigkeit)	☐
Geringe Verzehrmengen wegen Appetitlosigkeit oder reduziertem Appetit im Alter	☐
Erhöhter Energie-, Nährstoff- oder Flüssigkeitsbedarf (z. B. offene Wunden, motorische Unruhe)	☐
Kognitive Beeinträchtigungen	☐
Körperliche Beeinträchtigungen	☐
Verminderte Sinneswahrnehmungen	☐
Schluckstörungen	☐
Schlechter Mund- und Zahnstatus	☐

Gründe für eine Mangelernährung	
Psychosoziale Einschränkungen	
Depressionen	☐
Einsamkeit/Isolation	☐
Ungünstiges Ernährungsverhalten (z. B. durch Armut, Unkenntnis, Gewohnheit)	☐
Ängste, z. B. im Zusammenhang mit Allergien, Unverträglichkeiten oder Vergiftungen	☐
Schlankheitswahn	☐
Umgebungsbedingte Einschränkungen	
Unflexible Essenszeiten	☐
Unzureichendes, unangemessenes Hilfsmittel- oder Unterstützungsangebot	☐
Unruhe, Unterbrechungen während der Mahlzeiten	☐
Unerkannter oder nicht geäußerter Unterstützungsbedarf beim Essen und Trinken	☐
Auswertung: Können Sie bei einigen Punkten im Rahmen der Ersteinschätzung einen Haken setzen? Ja? Dann ist das erste Screening bereits auffällig, gehen Sie weiter zum nächsten Schritt. Nein? Dann dokumentieren Sie das durchgeführte Screening mit dem unauffälligen Ergebnis. Setzen Sie danach ein individuelles Evaluationsdatum, mehr brauchen Sie erst einmal nicht zu machen.	

5.3 Führen Sie bei Bedarf eine weitere, differenzierter Risikoeinschätzung durch

War Ihr erstes pflegefachliches Screening auffällig, sollten Sie nun eine differenzierte Risikoeinschätzung durchführen. Dazu können Sie gut auf ein Assessment zurückgreifen.

Definition **Assessment**

Ein Assessment (engl. für Einschätzung/Bewertung) ist in der Regel eine Tabelle oder Skala, auf der nach wissenschaftlichen Erkenntnissen bestimmte Faktoren mit einer gewissen Bepunktung aufgeführt sind. Am Ende ergibt die Gesamtpunktzahl den Wert des vorliegenden Risikos. Die Zuverlässigkeit von Vorhersagen soll damit erhöht werden und ganz wichtig: Assessments sollen der subjektiven Einschätzung überlegen sein.

Die bekanntesten Assessments für das Risiko Mangelernährung sind PEMU (stationärer Bereich) und MUST (ambulanter Bereich).

5.3.1 PEMU

PEMU ist nicht nur ein einzelnes Assessment, sondern ein zweiphasiges Instrument zur Erfassung der Ernährungssituation in der stationären Langzeitpflege. Die Abkürzung steht für **P**flegerische **E**rfassung von **M**angelernährung und deren **U**rsachen. Wie der offizielle Name schon sagt: Sie gehen dabei in zwei Schritten vor.

1. Schritt: Das Screening

Zuerst führen Sie bei Ihrem Pflegekunden ein Screening durch. Diese erste Kurzeinschätzung orientiert sich an den eben genannten Kriterien und ist rasch erledigt. Dieses Musterformular (▶ Tab. 29) können Sie dafür ab sofort nutzen.

Tab. 29: Screening nach PEMU (leicht modifiziert)

Stammdaten			
Daten des Pflegekunden und der Erhebung	Name, Vorname: Geburtsdatum: Einrichtung/Wohnbereich: Name der durchführenden Pflegefachkraft: Datum:		
Einschätzung			
Zeichen für Nahrungsmangel	Körpergröße Körpergewicht aktuell: • Gewicht vor 1 Monat: • Gewicht vor 6 Monaten: • Gewicht vor 1 Jahr: Ödeme (sichtbar oder begründete Vermutung): ☐ keine ☐ leicht ☐ stark **Grobe äußere Einschätzung:** ☐ unterernährt (untergewichtig) ☐ normal ernährt (normal gewichtig) ☐ überernährt (übergewichtig) **Kleidung (Rock, Hose) zu weit geworden:** ☐ Ja ☐ Nein		
Risiko für Nahrungsmangel		**Ja**	**Nein**
1. Zeichen von Nahrungsmangel			
Äußerer Eindruck: unterernährt/untergewichtig			
BMI < 20 kg/m²			
Unbeabsichtigter Gewichtsverlust (> 5 % in 1 Monat; > 10 % in 6 Monaten)			
2. Auffällig geringe Essensmengen (z. B. mehr als ¼ Essensreste bei ⅔ der Mahlzeiten)			
3. Erhöhter Energie-/Nährstoffbedarf und Verluste (z. B. bei Hyperaktivität, Stresssituationen, akuten Krankheiten, Fieber, offenen Wunden oder Diarrhoe)			

Risiko für Flüssigkeitsmangel	Ja	Nein
1. Zeichen von Flüssigkeitsmangel (z. B. plötzliche Verwirrtheit, trockene Schleimhäute, konzentrierter Urin)		
2. Auffällig geringe Trinkmengen (z. B. weniger als 1 l/Tag über mehrere Tage)		
3. Erhöhter Flüssigkeitsbedarf (z. B. bei Fieber oder Sommerhitze)		
Auswertung: Eine Frage oder mehr mit »Ja« beantwortet: Ernährungs- und/oder Trinkprotokoll führen und das Assessment durchführen. Alle Fragen mit »Nein« beantwortet: Alle drei Monate neu screenen bzw. bei Ereignissen, die den Ernährungszustand verschlechtern könnten.		

Konnten Sie alle Fragen mit »Nein« beantworten? Dann gibt es erst einmal nichts weiter zu tun. Sie vermerken das Ergebnis und werden entweder erst wieder tätig, wenn Sie meinen, dass es angebracht ist, z. B. nach einer deutlichen Gewichtsabnahme, oder Sie screenen im regelmäßigen Abstand von drei Monaten.

Haben Sie eine oder mehrere Fragen mit »Ja« beantwortet? Dann sollten Sie in der Folge ein Ernährung- oder Trinkprotokoll führen oder anschließend noch das Assessment bearbeiten.

2. Schritt: Das Assessment

Gab es in Ihrem ersten Screening Auffälligkeiten, erheben Sie anschließend das »große Assessment« (▶ Tab. 30) für Ihren Pflegekunden. Durch seine knappe und übersichtliche Form kann man als Pflegefachkraft sehr gut mit diesem Instrument arbeiten. Dennoch ist es so ausführlich, dass Sie anschließend auch sinnvolle Maßnahmen ableiten können.

Tab. 30: Assessment nach PEMU (leicht modifiziert)

Stammdaten			
Daten des Pflegekunden und der Erhebung	Name, Vorname: Geburtsdatum: Einrichtung/Wohnbereich: Name der durchführenden Pflegefachkraft: Datum:		
Einschätzung Teil 1: Gründe für eine geringe Nahrungsaufnahme: Warum isst der Pflegekunde zu wenig?		**Ja**	**Nein**
Körperliche oder kognitiv bedingte Beeinträchtigungen	Kognitive Überforderung (z. B.: durch Demenzerkrankung kann der Pflegekunde nichts mehr mit dem Essen anfangen, vergisst zu schlucken)		
	Funktionseinschränkungen der Arme und Hände (z. B. Speisen sind nicht erreichbar, Pflegekunde kann Besteck nicht greifen, nichts schneiden)		
	Schlechter Zustand des Mundes (z. B. Mundtrockenheit, Schleimhautdefekte)		
	Beeinträchtigung der Kaufunktion/Zahnprobleme		
	Schluckstörungen (z. B. verschluckt sich leicht, hustet beim Essen)		
	Müdigkeit beim Essen (z. B. Verdacht auf Medikamentennebenwirkungen)		
	Beeinträchtigung der Seh- oder Hörfähigkeit		
	Andere Gründe/Ursachen:		
Fehlende Lust zum Essen, kein Appetit, Ablehnen des Essens	Besondere psychische Belastungen (z. B. Einsamkeit, Depressivität)		
	Akute Krankheit		
	Schmerzen		
	Bewegungsmangel		
	Verdacht auf Medikamentennebenwirkungen (z. B. Art, Anzahl der verschiedenen Präparate)		
	Auffallend reduzierter Geschmacks- und Geruchssinn		

	Keine ausreichende Information über Speisen
	Kulturelle, religiöse Gründe
	Individuelle Abneigungen, Vorlieben, Gewohnheiten
	Angst vor Unverträglichkeiten oder Allergien
	Andere Gründe/Ursachen
Umgebungsfaktoren	Esssituation wird als unangenehm empfunden (z. B. störende Geräusche, Gerüche, Tischnachbarn)
	Inadäquate Essenszeiten (z. B. Zeitpunkt, Dauer)
	Unzureichendes Hilfsmittelangebot
	Schlechte Beziehung zu den versorgenden Mitarbeiter*innen
	Andere Gründe/Ursachen
Essensangebot	Unzufriedenheit mit dem üblichen Angebot (z. B. Menge, Aussehen, Temperatur, Geschmack)
	Unangenehme Konsistenz (z. B. zu hart, zu weich)
	Nicht akzeptierte, verordnete Diät
Einschätzung Teil 2: Gründe für einen erhöhten Energie- und Nährstoffbedarf bzw. -verlust	
	Krankheit (z. B. Fieber, Infektionen, Tumore, offene Wunden, psychischer Stress)
	Hyperaktivität (z. B. ständiges Umherlaufen, Unruhe, Nesteln)
	Andere Gründe/Ursachen

Auswertung:
Schauen Sie sich alle Fragen genauer an, die Sie mit »Ja« beantwortet haben. Je nach Ursache leiten Sie nun Ihre Maßnahmen ab. Hat Ihr Pflegekunde beispielsweise Schmerzen oder fühlt er sich mit seinen Tischnachbarn nicht wohl, wissen Sie jetzt, was zu tun ist.

5.3.2 Das MUST-Assessment – ideal für den ambulanten Bereich

Arbeiten Sie in der ambulanten Versorgung? Oder sind Sie anderweitig häufig mit pflegenden Angehörigen konfrontiert? In beiden Fällen sollten Sie auf jeden Fall MUST kennen. Das »**M**alnutrition **U**niversal **S**creening **T**ool«, zu Deutsch etwa »Universelles Werkzeug für das Screening von Fehlernährung« ist ein gutes Assessment-Instrument für den häuslichen Bereich: Mit fünf einfachen Schritten können Sie die Gefahr der Mangelernährung feststellen, und anhand des Ergebnisses auch rasch behandeln.

Schritt 1: Bestimmen Sie den BMI

Messen Sie Körpergröße und Gewicht Ihres Pflegekunden, um anhand einer Umrechnungstabelle den BMI bestimmen zu können. Solche Tabellen gibt es ganz einfach im Internet[13] zu finden. Schauen Sie in der unten stehenden Tabelle (▸ Tab. 31) nach, wie viele Punkte Sie entsprechend des BMIs vergeben müssen.

Info

Wenn Sie die Größe und das Gewicht nicht messen können, können Sie auch alternative Verfahren verwenden. Wenn Sie die Größe nicht bestimmen können, können Sie die Länge des Unterarms verwenden, um mit dieser Tabelle (▸ Tab. 31) auf die Größe zu berechnen. Messen Sie zwischen der Spitze des Ellenbogens und dem Mittelpunkt des prominenten Knochens des Handgelenks – wenn möglich auf der linken Seite.

[13] Z. B. https://www.tk.de/service/app/2002866/bmirechner/bmirechner.app

Tab. 31: Übersicht: Mit Hilfe der Unterarmlänge die Körpergröße berechnen – 1

Männer (< 65 Jahre): Größe in m	1.94	1.93	1.91	1.89	1.87	1.85	1.84	1.82	1.80	1.78	1.76	1.75	1.73	1.71
Männer (≥ 65 Jahre): Größe in m	1.87	1.86	1.84	1.82	1.81	1.79	1.78	1.76	1.75	1.73	1.71	1.70	1.68	1.67
Länge des Unterarms in cm	32.0	31.5	31.0	30.5	30.0	29.5	29.0	28.5	28.0	27.5	27.0	26.5	26.0	25.5
Frauen (< 65 Jahre): Größe in m	1.84	1.83	1.81	1.80	1.79	1.77	1.76	1.75	1.73	1.72	1.70	1.69	1.68	1.66
Frauen (≥ 65 Jahre): Größe in m	1.84	1.83	1.81	1.79	1.78	1.76	1.75	1.73	1.71	1.70	1.68	1.66	1.65	1.63

Tab. 32: Mit Hilfe der Unterarmlänge die Körpergröße berechnen – 2

Männer (< 65 Jahre): Größe in m	1.69	1.67	1.66	1.64	1.62	1.60	1.58	1.57	1.55	1.53	1.51	1.49	1.48	1.46
Männer (≥ 65 Jahre): Größe in m	1.65	1.63	1.62	1.60	1.59	1.57	1.56	1.54	1.52	1.51	1.49	1.48	1.46	1.45
Länge des Unterarms in cm	25.0	24.5	24.0	23.5	23.0	22.5	22.0	21.5	21.0	20.5	20.0	19.5	19.0	18.5
Frauen (< 65 Jahre): Größe in m	1.65	1.63	1.62	1.61	1.59	1.58	1.56	1.55	1.54	1.52	1.51	1.50	1.48	1.47
Frauen (≥ 65 Jahre): Größe in m	1.61	1.60	1.58	1.56	1.55	1.53	1.52	1.50	1.48	1.47	1.45	1.44	1.42	1.40

So geht's: Bitten Sie Ihren Pflegekunden, seinen linken Arm im Ellenbogen in einem 90-Grad-Winkel anzuwinkeln und dabei den Oberarm parallel zur Seite des Körpers zu halten. Messen Sie jetzt den Abstand zwischen der knöchernen Vorwölbung auf der Schulter und der Spitze des Ellbogens. Markieren Sie den Mittelpunkt dieser Strecke.

Bitten Sie die Pflegekunden anschließend, den Arm frei nach unten hängen zu lassen und messen Sie den Umfang des Oberarms an der markierten Stelle. Achten Sie darauf, das Maßband eng, aber nicht zu eng um den Arm anzulegen.

Ihre Auswertung:

- Wenn der OAU[14] < 23,5 cm ist, ist der BMI wahrscheinlich < 20 kg/m^2.
- Wenn der OAU > 32,0 cm ist, ist der BMI wahrscheinlich > 30 kg/m^2.

Schritt 2: Dokumentieren Sie den Prozentwert des ungeplanten Gewichtsverlustes

Hat Ihr Pflegekunden in den vergangenen drei bis sechs Monaten ungewollte Gewicht verloren, z. B. bei einem Krankenhausaufenthalt oder aufgrund einer neuen Diagnose? Lesen Sie in der Übersicht (▶ Tab. 33) nach, wie viele Punkte Sie bei diesem zweiten Schritt vergeben.

Schritt 3: Beurteilen Sie, ob ein akuter Krankheitseffekt vorliegt

Ist Ihr Pflegekunde akut erkrankt oder konnte er für mehr als fünf Tage keine Nahrung zu sich nehmen? Dann vergeben Sie entsprechend der Angaben in MUST immer zwei zusätzliche Punkte.

Schritt 4: Addieren Sie alle Punkte

Im vierten Schritt zählen Sie die Punktzahlen aus den Schritten 1, 2 und 3 zusammen, um das Risiko für eine Fehlernährung zu bestimmen. Kommen Sie am Ende auf 1, 2 oder sogar mehr Gesamtpunkte? Dann lesen Sie bei Schritt fünf weiter, wie Sie das Ergebnis interpretieren.

---

[14] OAU = Oberarmumfang

Schritt 1: Punktzahl BMI

BMI kg/m²	**Ergebnis**
> 20	= 0
(> 30 starkes Übergewicht)	
18.5–20	= 1

→

Schritt 2: Punktzahl Gewichtsverlust

Ungeplanter Gewichtsverlust in den vergangenen 3–6 Monaten

%	Gewicht
< 5	= 0
5–10	= 1
> 10	= 2

→

Schritt 3: Punktzahl akuter Krankheitswert

Wenn Ihr Pflegekunde akut erkrankt ist und für > 5 Tage keine Nahrung zu sich genommen hat (oder zu sich nehmen wird), sollten Sie **2 Punkte** vergeben.

Abb. 11: Die ersten 3 Schritte von MUST.

Schritt 5: Planen Sie passende Maßnahmen

In der Übersicht habe ich Ihnen die Empfehlungen von MUST zusammengefasst. Diese sind in folgende To-Do's unterteilt:

- 0 Punkte = geringes Risiko der Mangel- oder der Fehlernährung
- 1 Punkt = mittleres Risiko
- 2 Punkte und mehr = Hochrisiko-Pflegekunde

Fazit **MUST – Ein tolles Instrument für die häusliche Pflege**

MUST ist nicht kompliziert und funktioniert ohne aufwendige Hilfsmittel. Genau das macht es für die häusliche Pflege so nützlich. Geben Sie das Instrument gern an pflegende Angehörige weiter oder verwenden Sie es selbst für Ihre Risikoeinschätzung, wenn Sie in der ambulanten Pflege tätig sind.

Tab. 33: Schritt 5 von MUST – die Auswertung

0 Punkte = geringes Risiko	1 Punkt = mittleres Risiko	2 Punkte oder mehr = Hochrisiko-Pflegekunde
• Planen Sie Ihre Standardmaßnahmen wie beispielsweise die Behandlung der Grunderkrankung und die Hilfe/Beratung bei der Auswahl von Lebensmitteln • Bieten Sie bei Bedarf Ihre Unterstützung beim Essen und Trinken an • Wiederholen Sie das Screening im individuellen Rhythmus des Pflegekunden	• Dokumentieren Sie die Nahrungsaufnahme für 3 Tage schriftlich. • Ist diese angemessen, dann planen Sie die Wiederholung des Screenings in einem engmaschigen Rhythmus, zum Beispiel innerhalb der nächsten 4 Wochen • Ist diese nicht angemessen, dann ergreifen Sie weitere Maßnahmen und planen Sie die Erreichung der folgenden Ziele: Nahrungsaufnahme selbst verbessern und erhöhen; Maßnahmenplan regelmäßig überwachen und überprüfen	• Team zur Ernährungsunterstützung hinzuziehen, z. B. Ernährungsberater • Ziel: Die Gesamt-Nahrungsaufnahme verbessern und erhöhen • Planen Sie Ihren Behandlungsplan engmaschig zu überprüfen und bei Bedarf zu evaluieren • Achtung: Prüfen Sie in diesem Punktebereich auch immer: Hätte die Erhöhung der Gesamtnahrungsaufnahme negative Auswirkungen oder bringt sie keinen Nutzen mehr, beispielsweise in der Sterbephase? Dann planen Sie alle weiteren Maßnahmen unter diesem Fokus.
Standardpflege	Beobachten	Behandeln

5.4 Orientieren Sie die Maßnahmenplanung an den individuellen Defiziten

Als nächsten Schritt in der Umsetzung des Expertenstandards nach dem ersten fachlichen Screening und der differenzierteren Risikoeinschätzung sollten Sie Ihr Augenmerk jetzt auf die Maßnahmenplanung richten.

Beachten Sie dabei die Selbstbestimmung und die Eigenaktivität Ihres Pflegekunden und gehen Sie auf seine individuellen Wünsche und Bedürfnisse ein. Bei kognitiv eingeschränkten Pflegekunden sollten Sie nahe Angehörige und Bezugspersonen mit einbeziehen. Im Rahmen einer guten

Biografiearbeit können viele Informationen im Bereich Ernährung herausgefunden und zum Wohl des Pflegekunden verwertet werden.

Sinnvolle Maßnahmen, die passgenau zu Ihrem Pflegekunden passen, gibt es sicher unendlich viele. Als Praxishilfe finden Sie im Folgenden die 15 häufigsten Probleme, mit denen Sie in Bezug auf die Gefahr der Mangelernährung bei unseren Pflegekunden konfrontiert werden. Bei jedem Problem sind eine oder mehrere kreative Lösungsansätze aufgeführt.

Tipp
Machen Sie den Praxistest und probieren Sie aus, welche der genannten Maßnahmen bei Ihren Pflegekunden gut wirken.

Ihr Pflegekunde ist durch einen mangelhaften Zahnstatus eingeschränkt

In der Praxis erlebe ich es öfter, dass hier keine großen Maßnahmen mehr ergriffen werden. Auch Angehörige bremsen an dieser Stelle, indem sie bezüglich der Kosten feststellen: »Ach, eine neue Zahnprothese lohnt sich doch nicht mehr.«

Finden Sie sich damit nicht ab. Betrachten Sie den gesamten Allgemeinzustand Ihres Pflegekunden und überlegen Sie, welche Maßnahmen sich noch »lohnen«. Dies kann auch gut in Kooperation mit Ihrem Heim-Zahnarzt erfolgen. Gemeinsam wägen Sie folgende Punkte ab:

- Würde der Pflegekunde überhaupt eine zahnärztliche Behandlung zulassen?
- Was ist bei ihm noch sinnvoll indiziert und was hat wirklich keinen Sinn mehr?

Das oberste Gebot ist auch hier die Schmerzfreiheit: Wenn sich alles andere nicht mehr lohnt, dann sollte Ihr Pflegekunde wenigstens keine Schmerzen haben. Überlegen Sie, wie Sie das erreichen können, z. B. Zähne ziehen unter Vollnarkose oder Ähnliches.

Ihr Pflegekunde kann sein Hunger- und/oder Durstgefühl nicht mehr äußern

Ihr Pflegekunde kann sich vielleicht nicht mehr sprachlich ausdrücken. Beobachten Sie deshalb genau die Mimik und Gestik: Erkennen Sie hier Anzeichen von Hunger und Durst wie z. B. das intensive Saugen an Mundpflegeutensilien oder ein rhythmisches Kauen? Wenn ja: Teilen Sie diese Beobachtung unbedingt mit allen Kollegen und reagieren Sie hierauf.

Wenn das Hunger- bzw. Durstgefühl immer mehr schwindet: Überprüfen Sie zusammen mit dem Hausarzt die Sinnhaftigkeit aller Medikamente. Sind in Anbetracht des allgemeinen Zustands wirklich noch alle notwendig? Muss Ihr Pflegekunde seine Arzneien vielleicht sogar gemörsert erhalten? Dass das nicht gerade appetitfördernd ist, können Sie sich vorstellen ... Reduzieren Sie, was geht, und nutzen Sie umgekehrt geeignete Medikamente zur Appetitanregung, wie z. B. Pepsin® oder Citalopram®.

5.4.1 Ihr Pflegekunde leidet unter starker Unruhe und einem erhöhten Kalorienbedarf

Richten Sie Fingerfood-Stationen auf dem Bereich ein. Damit sind erhöhte Podeste oder Regale auf zirka ein Meter Höhe gemeint (also in bequemer Greifhöhe), auf denen mehrmals am Tag ein frisches Speiseangebot hergerichtet wird.

Als Zwischenmahlzeiten eignen sich hier kalorienreiche Snacks, z. B. Plätzchen, Kekse, Chips, Schokopudding, Kinder-Pingui oder Milchschnitte. Obst wäre auch toll, allerdings hat dies den Nachteil, dass es eher weniger Kalorien hat. Achten Sie wirklich auf fette, kalorienzuführende Snacks, die Ihr Pflegekunde gut im Vorbeigehen greifen und essen kann.

Diese Fingerfood-Stationen sind als Ergänzung zu den regulären Zwischenmahlzeiten gedacht und werden gerade von den »Läufern« unter den demenziell erkrankten Pflegekunden gut angenommen. Auch wenn es schwerfällt: Lassen Sie dabei hygienische Aspekte außer Acht. Sorgen Sie dafür, dass die Stationen 2–3-mal täglich frisch bestückt und 1-mal täglich gereinigt werden – das reicht. Hier steht keine intensive Hygiene im Vordergrund, sondern die Versorgung Ihrer Pflegekunden mit Nahrung.

Reguläre Zwischenmahlzeiten: Schauen Sie auch hier, wo Sie so viele Kalorien wie möglich zuführen können, z. B. Torte anstelle eines trockenen Kuchens am Nachmittag.

Ihr Pflegekunde hat Kau- oder Schluckbeschwerden

Wenn Kau- und Schluckbeschwerden nicht mehr reversibel sind, weichen Sie auf passierte Kost aus. Bedenken Sie beim Anrichten, dass das Auge mitisst. Vermischen Sie nicht alle Komponenten zu einem Brei, sondern richten Sie auch passierte Kost appetitlich an.

In diesem Bereich gibt es mittlerweile viele Hilfsmittel, beispielsweise feste Formen, die es möglich machen, passierte Kost in der realistischen Optik eines Fisches oder eines Stück Bratens anzurichten, oder hochkalorische Schaumkost. Auch passierte Salate werden in stationären Einrichtungen mehr und mehr angeboten.

Tipp

Besorgen Sie sich einen Katalog über solche Hilfsmittel. Ihr Küchenchef hilft Ihnen dabei weiter – suchen Sie den Dialog mit ihm (oder ihr).

Ihr Pflegekunde hat seine Tischmanieren verloren und wird deshalb von anderen ausgegrenzt

»Jetzt setz dich doch mal hin und steh nicht dauern auf!« oder »Hast du das gesehen, der spuckt alles wieder aus/der legt sein Gebiss dauernd weg, wie eklig!« Das sind Kommentare von anderen Bewohner*innen, die mit kognitiv eingeschränkten Pflegekunden gemeinsam essen. Die Empfindungen der Mitbewohner*innen sind legitim – für »normale« Augen ist solch ein Essverhalten nicht wirklich appetitlich.

Aber wir wissen auch: Die kognitiv eingeschränkten Pflegekunden spüren die Ablehnungshaltung. Um solche unangenehmen Situationen für alle Beteiligten gar nicht erst aufkommen zu lassen, sollte die Nahrungsaufnahme von Menschen mit und ohne kognitiven Einschränkungen in getrennten Räumlichkeiten stattfinden. Zusätzlich sollten Sie die Situation »Nahrungsaufnahme«, soweit es möglich ist, ritualisieren. Immer die gleichen Gesten des Pflegepersonals, immer gleiche Abläufe – Rituale helfen Demenzerkrankten und sind für sie essenziell.

Ihr Pflegekunde spielt mit seinem Essen, anstatt es zu sich zu nehmen

Bieten Sie Alternativen zum Spielen während der Nahrungsaufnahme an, beispielsweise in Form von Nesteldecken, Knautschfiguren o. ä. Akzeptieren Sie die veränderte Nahrungsaufnahme – wenn der Pflegekunde mit Fingern isst gibt es eigentlich kein Problem. Auch wenn für andere Menschen eine solche Form der Nahrungsaufnahme sicher gewöhnungsbedürftig ist. Schaffen Sie Verständnis für das veränderte Verhalten unter Kolleg*innen, Angehörigen und Besucher*innen.

Ihr Pflegekunde gießt Getränke aus seinem Trinkgefäß immer wieder aus

Schaffen Sie spezielle Trinkgefäße, wie man sie aus der Kinderbetreuung kennt, an. Hier gibt es Trinkbecher, die durchaus umfallen dürfen, dabei aber ihren Inhalt nicht verlieren

Ihr Pflegekunde »isst« ungenießbare Substanzen wie Pflanzen, Elemente der Tischdekoration u. ä.

Entfernen Sie alle lebensgefährlichen Substanzen wie beispielsweise giftige Pflanzen sofort – diese haben im Umfeld Ihrer Pflegekunden nichts zu suchen. Greifen Sie stattdessen auf genießbare Elemente wie beispielsweise essbare Tischdekorationen in Form von speziell gestalteten Süßigkeiten zurück.

Tipp
Für den Notfall: Haben Sie die Telefonnummer der Giftnotrufzentrale zur Hand.

Ihr Pflegekunde hortet und versteckt Essen

Führen Sie die gezielte Biografiearbeit durch: Können Ursachen des Verhaltens eruiert werden? Besprechen Sie anschließend eine angemessene Vorratshaltung mit dem Pflegekunden: Ein eigener Kühlschrank im Zimmer, der immer bestückt wird, nimmt vielleicht Ängste. Bieten Sie zu jeder Zeit zusätzlich separate Wunschkost an. 5

Ihr Pflegekunde sammelt Essen im Mund, schluckt es aber nicht

Prüfen Sie den Mund- und Zahnstatus: Hat der Pflegekunde eventuell während des Kauens oder des Schluckvorgangs Schmerzen? Wählen Sie – im besten Fall gemeinsam mit dem Pflegekunden – Nahrung nach seinen individuellen Bedürfnissen und Ressourcen auswählen (passierte Kost, weiche Kost usw.). Nehmen Sie oder Ihre Kolleg*innen die Mahlzeiten mit dem Pflegekunden zusammen ein. In der stationären Langzeitpflege kann man ein solches Ritual gut im Rahmen der individuellen Tagesstruktur einführen. Im Einzelfall kann es sinnvoll sein, Logopädie verordnen zu lassen.

Ihr Pflegekunde ist leicht ablenkbar, hat keine Konzentration auf den Vorgang der Nahrungsaufnahme, steht immer wieder auf etc.

Sorgen Sie für eine ruhige Atmosphäre beim Essen. Vermeiden Sie zusätzliche Sinnesreize – Ihre kognitiv eingeschränkten Pflegekunden können sich meist nur noch auf maximal eine Sache konzentrieren. Das bedeutet im Klartext: Radio aus, Fernseher aus, keine lauten Gespräche der Pflegekräfte untereinander, allgemein ruhiges Verhalten aller Kolleg*innen.

Nutzen Sie kontrastreiches Geschirr.

Akzeptieren Sie die innere oder motorische Unruhe und schaffen Sie alternative Möglichkeiten, z. B. über Fingerfood-Stationen in den Fluren des Bereichs.

Tragen Sie dem erhöhten Kalorienbedarf Rechnung und bieten Sie Möglichkeiten der Zusatznahrung zum Beispiel in Form kalorienreicher Shakes anbieten

Ihr Pflegekunde isst wahllos alles, was ihm in die Finger kommt, sein Sättigungsgefühl scheint nicht mehr vorhanden zu sein

Arbeiten Sie einen Ernährungsplan mit Hauptmahlzeiten und ausreichend Zwischenmahlzeiten zusammen aus. Falls der Pflegekunde keine Mitwirkungsbereitschaft mehr zeigt/zeigen kann, empfehle ich Ihnen, auf biografische Aspekte zurückzugreifen und entsprechend im Anschluss genau diese Nahrung pro Tag ausgeben.

Überlegen Sie auch: Ist es überhaupt ein Problem, dass der Pflegekunde so viel isst? Oder sehen nur wir Außenstehenden hier ein Defizit?

Ihr Pflegekunde vergisst die Essenszeiten

Bei einer beginnenden Demenz schreiben Sie einen Erinnerungszettel mit den Zeiten der Mahlzeiten und befestigen Sie diesen an einem geeigneten Ort. Halten Sie dazu Rücksprache mit Ihrem Pflegekunden. Manchen hilft es, wenn so eine konstante Erinnerung am Rollator befestigt ist, manche tragen den Zettel gern in der Hosen- oder Handtasche bei sich.

Bei einer ausgeprägten Demenz: Planen Sie im Tagesplan ein, dass der Pflegekunde zu jeder Mahlzeit abgeholt und begleitet werden muss.

Im ambulanten Bereich können Sie mit Telefonanrufen arbeiten oder indem Sie einen Wecker stellen

Ihr Pflegekunde hat Koordinationsschwierigkeiten beim Handling des Bestecks

Auch hier gibt es eine Fülle von Hilfsmitteln, etwa Besteck mit extra dicken Haltegriffen, spezielles ergotherapeutisches Besteck, Brettchen und Teller, die wie die Unterlage eines Nagelbrettes an den Enden nach kleine Nägel haben. Damit können z. B. Brotscheiben befestigt werden, sodass sie beim Schmieren nicht verrutschen.

Wenn dies alles Ihrem Pflegekunden nicht mehr hilft: Bieten Sie ihm Nahrung an, die er gut mit den Fingern greifen und essen kann.

Ihr Pflegekunde hat eine veränderte Geschmackswahrnehmung

Würzen Sie seine Speisen intensiv. Am Ende des Lebens ist der süße Geschmackssinn derjenige, der am längsten erhalten bleibt: Wenn Ihr Pflegekunde nur noch Süßspeisen gut isst, dann ist das so. Abwechslung bringen Sie ein, indem Sie Diverses aus diesem Bereich offerieren, z. B. Pudding, Porridge, Torte, süße Joghurts usw. Bieten Sie kleine Portionen an und diese dafür öfter am Tag.

Info

Nur weil ein demenziell erkrankter Pflegekunde plötzlich die Nahrung verweigert, so unruhig wird, dass die Nahrungsaufnahme kaum mehr möglich erscheint oder – ganz banal – sich sein Zahnstatus verschlechtert, bedeutet das nicht automatisch, dass diese Zustände von nun an in der Versorgung als gegeben hingenommen werden sollten.

Es gibt mittlerweile eine Vielzahl von Interventionsmöglichkeiten und Maßnahmen, wie Sie bei Ernährungsproblematiken jeglicher Art gegensteuern können.

Beachten Sie die individuelle Pflege. Nicht jede Maßnahme wird bei jedem Pflegekunden erfolgreich sein. Ihre Aufgabe besteht darin, so viele fachliche Maßnahmen wie möglich zu kennen und diese Ihren Pflegekunden anzubieten.

Tipp

Informieren Sie im Anschluss Ihre Kolleg*innen über die künftigen To do's beim Pflegekunden und legen Sie das nächste Datum der Evaluation für die Risikoeinschätzung und die Maßnahmenplanung fest.

5.5 Schließen Sie die Umsetzung des Expertenstandards mit der Evaluation ab

- War die Risikoeinschätzung stimmig?
- Ist die darauf basierende Maßnamenplanung in der Praxis erfolgreich?

Überprüfen Sie beides im Rahmen einer individuellen Evaluation bei Ihrem Pflegekunden und passen Sie danach gegebenenfalls Ihre Angaben an. Mit der Umsetzung dieser vorgestellten vier Schritte erfüllen Sie alle Vorgaben des Expertenstandards und versorgen Ihre Pflegekunden bestmöglich!

Das erste pflegefachliche Screening anhand der
- krankheits-, therapie- und altersbedingten Einschränkungen
- psychosozialen Einschränkungen und der
- umgebungsbedingten Einschränkungen

↓

Bei Bedarf: differenziertere Risikoeinschätzung, z. B. mit PEMU oder MUST

↓

Individuelle Maßnahmenplanung

↓

Evaluation

Abb. 12: Umgang mit dem Risiko Mangelernährung.

5.6 Sieben Tipps für appetitlich angerichtetes passiertes Essen

Bestimmt versorgen Sie auch Pflegekunden, die nur passiertes Essen zu sich nehmen müssen. Kau- oder Schluckstörungen sind die häufigsten Indikationen, die diese Form der Nahrungszubereitung nötig machen. Betroffene entwickeln häufig Ängste vor dem Essen: Speisereste, die im Hals stecken bleiben und Hustenreiz auslösen; Essen, das kein Genuss mehr, sondern eher Qual ist – all das kann dazu führen, dass die Nahrungsmenge automatisch verringert wird und es zu Symptomen der Mangel- oder Unterernährung kommt.

Das gilt es zu verhindern. Passierte Kost, das heißt faserfreie, »glatte« Kost, hat die geeignete Konsistenz. Um diese möglichst appetitlich anzurichten, sollten Sie den Grundsatz »das Auge isst mit« beachten. Lesen Sie im Folgenden über die sieben besten Tipps, die Sie dabei in Zukunft unterstützen.

1. Trennen Sie die unterschiedlichen Komponenten auf dem Teller

Keinesfalls sollten Sie z. B. Kartoffelbrei, passiertes Fleisch und passiertes Gemüse zu einem großen Brei vermischen. Dieser würde in Farbe und Menge für Ihre Pflegekunden eher abstoßend, als appetitanregend wirken.

2. Bevorzugen Sie cleanes Geschirr

Cleanes Geschirr ist Geschirr ohne großflächige Muster oder Farben. Ein unruhiges Design in Verbindung mit passierter Kost würde Ihren Pflegekunden überfordern. Achten Sie daher immer darauf, dass passierte Nahrung auf möglichst einfarbigen Tellern angerichtet wird – eine weiße Tellerfarbe wäre am besten.

3. Nutzen Sie Hilfsmittel zum Anrichten

- Eisportionierer oder Spritztüllen zum ansprechenden Anrichten von Gemüse und Beilagen
- Spezielle Förmchen (aus dem Großküchenbedarf), die passiertes Fleisch so natürlich wie möglich aussehen lassen, beispielsweise in Form von Bratenscheiben, in Form eines Fisches oder in Form eines Hähnchenschenkels

4. Passiertes Essen sollte frisch gekocht werden

Kartoffelpüree aus frischen Kartoffeln, anstatt aus der Fertigpackung, schmeckt besser und wird Ihre Pflegekunden zur Nahrungsaufnahme motivieren.

5. Überlegen Sie bewusst, welche Lebensmittel sinnvoll sind

Saure Lebensmittel fördern die Speichelproduktion und damit die Gefahr des Verschluckens. Milch beispielsweise fördert die Schleimbildung – überlegen Sie sehr genau, welche Nahrungsmittel sich für Ihre Pflegekunden mit Kau- oder Schluckstörungen eignen.

6. Kräftige Aromen sorgen für Genuss

Kräuter und Gewürze sollten auch bei passiertem Essen nicht fehlen. Die Anregung des Geruchs- und Geschmacksinns ist auch für in diesem Bereich eingeschränkte Pflegekunden sehr wichtig. Natürlich sollten die Kräuter ebenfalls passiert werden, damit Sie dem Pflegekunden nicht im Hals stecken bleiben.

7. Reichen Sie zu jeder Mahlzeit auch ausreichend Getränke an

Die ausreichende Flüssigkeitszufuhr ist immer wichtig. Auch Pflegekunden mit Kau- oder Schluckstörungen sollten zu den Mahlzeiten ausreichend trinken. Dicken Sie mit einem speziellen Mittel die Getränke rechtzeitig an, damit die Konsistenz zur Mahlzeit passend ist.

Info

Sie sollten betroffenen Pflegekunden keinesfalls gemischte oder unterschiedliche Konsistenzen anbieten, diese lassen sich im Mund schlecht kontrollieren und sorgen für unnötige Irritationen. Die Getränke zu den Mahlzeiten sollten also dieselbe Konsistenz haben wie die passierte Kost.

5.6.1 Gute Ernährung – auch für Pflegekunden mit Einschränkungen

Eine gute und vollwertige Ernährung bedeutet für Pflegekunden mit Kau- oder Schluckstörungen vor allem, das Essen in geeigneter Konsistenz anzubieten. Die passierte Kost ist hier die richtige Form. Wenn es Ihnen gelingt, diese appetitlich anzurichten, beugen Sie Mangelernährung, Dehydration und der Gefahr des Verschluckens vor.

Tipp

Relativ neu auf dem Markt ist passiertes Brot. Von der Marke apetito® gibt es z. B. das winvitalis-Brot in den Sorten Weizenmisch- oder Sauerteigbrot.

Das Brot ist als Tiefkühlware erhältlich und lässt sich im aufgetauten Zustand wie jedes andere »normale« Brot auch mit Marmelade, Butter, Nutella oder ähnlichen Aufstrichen belegen.

Durch seine glatte und einheitliche Struktur lässt sich das passierte Brot gut schlucken und bietet eine tolle Alternative für Frühstück oder Abendbrot.

5.7 Risiko Exsikkose: Neue Ansätze zur individuellen Risikoeinschätzung

»Unsere Pflegekundin Frau Graber trinkt zu wenig. Ich weiß mir bald keinen Rat mehr. Ich berate sie immer wieder zu verschiedenen Maßnahmen, biete ihr ständig Getränke an – nichts nimmt sie an. Es ist abzusehen, dass sie bald exsikkiert ist. Weißt du, was ich noch machen kann?«, fragt die Fachkraft Barbara ihre Kollegin Sandra.

Befragt man Pflegekräfte im ambulanten und stationären Bereich, ist das Risiko einer Exsikkose bei unseren Pflegekunden sicher eines der am häufigsten genannten Risiken. Wie können Sie damit im Pflegealltag adäquat umgehen?

Ich empfehle Ihnen auch bei diesem Risiko, wieder systematisch und strukturiert vorzugehen. In drei Schritten gelingt es Ihnen, die persönlichen Defizite festzustellen und fachlich sinnvoll zu handeln.

1. Beginnen Sie, indem Sie für jeden Ihrer Pflegekunden zuerst das Risiko einschätzen.
2. Danach berechnen Sie den individuellen Flüssigkeitsbedarf. Das ist ein ganz wichtiger Punkt. Dieses Ergebnis kann der Fachkraft Barbara z. B. etwas von ihrem Stress nehmen. Denn es wird sich in der Regel herausstellen, dass die Pflegekundin Frau Graber gar nicht so viel trinken »muss«, wie Barbara zuerst dachte.
3. Im dritten Schritt planen Sie die individuellen Maßnahmen für Ihren Pflegekunden.

5.7.1 Der Test, um das individuelle Risiko schnell und zielgerichtet einzuschätzen

Nehmen Sie einen Test (▶ Tab. 34) pro Pflegekunden zur Hand und füllen Sie ihn aus. Anhand der Auswertung sehen Sie, ob Sie mit Schritt 2 weiter machen, oder ob keine erhöhte Gefahr besteht. Sollte letzteres der Fall sein, legen Sie ein Datum für die erneute Evaluierung des Risikos fest und halten Ihre durchgeführte Einschätzung in der Pflegeplanung oder dem Pflegebericht fest. Danach sind Sie fertig und haben erst einmal in diesem Bereich nichts weiter zu tun.

Tab. 34: Das individuelle Risiko für eine Exsikkose einschätzen

Name des Pflegekunden: Datum:
Name der Pflegekraft:

Besteht bei Ihrem Pflegekunden eine erhöhte Exsikkosegefahr?	Ja	Nein
1. Hat Ihr Pflegekunde mangelndes Durstempfinden?	☐	☐
2. Trinkt er generell zu wenig?	☐	☐
3. Schwitzt Ihr Pflegekunde vermehrt?	☐	☐
4. Hat Ihr Pflegekunde häufig Fieber?	☐	☐
5. Leidet er öfter unter Durchfällen oder Erbrechen?	☐	☐
6. Ist Ihr Pflegekunde inkontinent?	☐	☐
7. Hat Ihr Pflegekunde kognitive Einschränkungen?	☐	☐
8. Ist der Missbrauch von Laxantien ein Thema?	☐	☐
9. Leidet Ihr Pflegekunde unter einer Nierenerkrankung?	☐	☐
10. Nimmt Ihr Pflegekunde regelmäßig Diuretika ein?	☐	☐
11. Herrscht gerade eine Zeit mit starker Wärmebelastung vor?	☐	☐

Auswertung:

Gefahr: Haben Sie mehr als dreimal »ja« angekreuzt? Dann besteht bei Ihrem Pflegekunden definitiv eine erhöhte Exsikkosegefahr.
→ Fahren Sie mit Schritt 2 wie im Artikel beschrieben fort.

Keine Gefahr: Haben Sie weniger als dreimal »ja« angekreuzt? Dann besteht aus pflegefachlicher Einschätzung bei Ihrem Pflegekunden keine erhöhte Exsikkosegefahr.
→ Notieren Sie Ihre Auswertung in der Pflegeplanung oder im Pflegebericht und legen Sie ein Datum für die Evaluierung fest. Sonst haben Sie erst einmal nichts weiter zu tun.

5.7.2 Berechnen Sie den individuellen Flüssigkeitsbedarf

Von der früher so geläufigen Regel, »jeder Mensch muss täglich 2–2,5 l trinken« sind wir in der Pflege zum Glück abgekommen. Mittlerweile weiß man: Der Flüssigkeitsbedarf ist bei jedem Menschen anders. Er hängt mit der Körpergröße, dem Gewicht und weiteren Faktoren zusammen. Wie können Sie nun für Ihre Pflegekunden, bei denen Sie bereits im ersten Schritt eine erhöhte Gefahr festgestellt haben, den individuellen Flüssigkeitsbedarf ermitteln? Dank einer einfachen Rechenformel. Diese habe ich Ihnen hier vorbereitet.

Berechnung des individuellen Flüssigkeitsbedarfs

Name des Pflegekunden: Datum:

Körpergewicht des Pflegekunden als Ausgangswert:

100 ml je kg für die ersten 10 kg Körpergewicht:
+ 50 ml je kg für die zweiten 10 kg Körpergewicht:
+ 15 ml für jedes weitere kg Körpergewicht:
= **ml Gesamtflüssigkeitsbedarf pro 24 Stunden**

– 0,33 ml je zugeführter kcal
= **ml Trinkflüssigkeitsmenge**

Eine Beispielrechnung:
Für die Pflegekundin Frau Graber würde es so aussehen:
Frau Graber wiegt 65 kg.
100 ml je kg für die ersten 10 kg Körpergewicht: 1.000 ml
+ 50 ml je kg für die zweiten 10 kg Körpergewicht: + 500 ml
+ 15 ml für jedes weitere kg Körpergewicht: + 675 ml
= 2175 ml sind Frau Grabers Gesamtflüssigkeitsbedarf in 24 Stunden

Davon kann die Pflegekraft Barbara aber noch etwas abziehen, nämlich 0,33 ml pro zugeführter Kalorie. Auswertungen des Essverhaltens in der Vergangenheit haben ergeben, dass Frau Graber in 24 Stunden ca. 1500 kcal zu sich nimmt.

Das wären also 1500 kcal x 0,33 ml = 495 ml, die Barbara abziehen kann. Diese Flüssigkeit nimmt Frau Graber im Durchschnitt über ihre Mahlzeiten zu sich.

2175 ml – 495 ml = 1.680 ml Trinkflüssigkeitsmenge. So viel sollte Frau Graber nun im besten Fall täglich trinken.

Tipp
Denken Sie an die Getränke zu den Mahlzeiten!

Frau Graber trinkt zum Frühstück immer eine große Tasse Kaffee à 200 ml. Zum Mittagessen ein Glas Wasser. Zum Nachmittagskaffee erneut eine Tasse Kaffee. Und zum Abendbrot noch einmal 200 ml Tee. Sie kommt also allein anhand der Getränke zu den Mahlzeiten schon auf 800 ml Flüssigkeit.

Wenn Sie das alles mit einrechnen, reduziert sich Ihr eigener fachlicher Anspruch und Stress schon deutlich.

5.8 Planen Sie die individuell passenden Maßnahmen

Im letzten Schritt planen Sie nun die adäquaten Maßnahmen für Ihren Pflegekunden. Sie haben bereits sein Risiko eingeschätzt. Sie wissen nun, wie viel er am Tag im idealen Fall trinken müsste. Auf diesen beiden Ergebnissen aufbauend schauen Sie nun, wie Sie dieses Ziel erreichen. Im Folgenden habe ich Ihnen zu den 10 häufigsten Problemen eine Auswahl der in der Praxis am besten umzusetzenden Maßnahmen zusammengefasst.

Trinkmotivation

Zeigen Sie Ihrem Pflegekunden die Berechnung seines individuellen Flüssigkeitsbedarf und der entsprechenden Trinkflüssigkeitsmenge. Als Frau Graber dies schwarz auf weiß gesehen hatte, hat Barbara ihr dann noch vorgerechnet, dass sie nach dem Abzug der 800 ml Getränke zu den Mahlzeiten, im Idealfall täglich noch 880 ml trinken sollte. Solch eine genaue Summe schafft Transparenz für den Pflegekunden und gibt ein festes Ziel vor.

Überlegen Sie gemeinsam, wie das Ziel erreicht werden kann: Beispielweise durch eine 1 l-Trinkflasche, die jeden Tag am Morgen frisch befüllt wird. Und die im Laufe des Tages dann geleert wird. Gute Erfahrung habe ich dabei mit durchsichtigen Flaschen gemacht: So kann der Pflegekunde seinen aktuellen Stand jederzeit kontrollieren.

Überprüfung der Medikation

Überprüfen Sie zusammen mit dem Hausarzt die Sinnhaftigkeit aller Medikamente. Sind in Anbetracht der Exsikkosegefahr wirklich alle notwendig? Oder können Diuretika reduziert werden? Denken Sie dabei auch an die Gefahr einer versteckten Altersdepression: Trinkt Ihr Pflegekunde vielleicht deshalb so wenig? Dann wäre ein stimmungsaufheiterndes Medikament wie Citalopram® oder eines mit dem Wirkstoff Johanniskraut vielleicht indiziert.

Sicherstellung der Aufnahme von lebenswichtigen Mineralien und Salzen

Wenn Getränke für Ihren Pflegekunden schwierig sind, dann weichen Sie für die Aufnahme von ausreichend Salzen und Mineralien auf passende Nahrung aus: Salzknabbereien, gewürzte Gurkenscheiben, Zatziki, Dickmilch mit Schnittlauch und Salz, Gemüsesuppen oder fruchtige Zwischenmahlzeiten wie Ananas, Melone.

Raumklima und Milieugestaltung

Lüften Sie an Tagen mit starker Wärmebelastung morgens und abends für ca. 15 Minuten. Schließen Sie danach tagsüber die Rollläden und Jalousien. Hängen Sie nachts feuchte Tücher vor die Fenster. Lassen Sie Ihren Pflegekunden seine Handgelenke mit kühlem Wasser abwaschen. Bei bettlägerigen Pflegekunden: Nutzen Sie so wenig Lagerungshilfen wie möglich.

Angemessene Kleidung

Leichte Kleidung aus Baumwolle an warmen Tagen. Warme Wollsachen an kalten Tagen, so dass die Heizung im Zimmer nicht auf die höchste Stufe gedreht werden muss.

Passende Hilfsmittel

Besorgen Sie spezielle Trinkhilfen, beispielsweise Becher mit Griffverstärkung oder Becher, die nicht auslaufen, wenn sie umfallen. Becher mit zwei Griffen links und rechts lassen Ihren Pflegekunden leichter zugreifen. Schnabelbecher oder Trinkhalme können sinnvoll sein, ebenso ein spezielles Gerät, das den Pflegekunden Flaschen leichter aufschrauben lässt. Das ist insbesondere für den ambulanten Bereich gut geeignet.

Gute Mundpflege

Befeuchten Sie die Mundschleimhaut mit einem Zerstäuber: Diese gibt es preiswert in der Drogerie leer zu kaufen, und füllen Sie sie mit einem Lieblingsgetränk oder -geschmack Ihres Pflegekunden. Nutzen Sie spezielle Pflegestäbchen mit Minz- oder Erdbeergeschmack, an denen Ihr Pflegekunde saugen kann. Auch Eiswürfel oder Eis im Allgemeinen bietet sich dafür an.

Angst vor dem Toilettengang überwinden

Manchmal liegt es an etwas so Einfachem wie dem falschen Zimmer: Ist das Zimmer des Pflegekunden mit Bad und Toilette vielleicht zu weit weg vom Speisesaal und/oder dem Gemeinschaftsraum? In diesem Fall wäre ein Umzug hilfreich.

Prüfen Sie zusätzlich, ob der Pflegekunde Kleidung und Unterwäsche hat, die einfach und leicht zu öffnen ist. Sie können ihn auch gut unterstützen, wenn Sie Maßnahmen des Blasentrainings anleiten. Die Blase kann genauso wie jeder andere Muskel trainiert werden.

Unterstützend können Sie die Einnahme von Diuretika mit dem Pflegekunden abklären – beachten Sie dabei auch die Zusatzinformationen im nebenstehenden Info-Kasten. Wenn der zu Pflegende über den Zeitpunkt der Medikation und der daraufhin eintretenden Wirkung Bescheid weiß, kann er entsprechend seine weitere Tagesstruktur darauf ausrichten.

Wichtig **Vorsicht bei Diuretika und Laxantien**

Achten Sie bei exsikkosegefährdeten Pflegekunden besonders auf die Medikation. Entwässernde Tabletten (Diuretika) oder Abführmedikamente (Laxantien) entziehen dem Körper noch mehr Flüssigkeit. Ihre Risikoeinschätzung Exsikkose sollte daher immer auch den Blick auf die aktuelle Medikation beinhalten.

Eine noch größere Vorsicht ist geboten, wenn der Pflegekunde seine Medikamente noch selbst verwaltet. Beraten Sie ihn dann entsprechend und bitten Sie ihn, die Medikamente – auch frei verkäufliche Präparate – immer mit Ihnen abzustimmen.

Umgang mit eingeschränkter Selbstständigkeit

Prüfen Sie den Allgemeinzustand Ihres Pflegekunden und auch die Gegebenheiten seiner Umgebung auf folgende Punkte:

- Hat der zu Pflegende noch genügend Ressourcen, um selbstständig ausreichend Flüssigkeit zu sich zu nehmen?
- Kann der Pflegekunde selbstständig das Getränk problemlos erreichen?
- Kann er Flaschen und andere Trinkbehältnisse selbstständig öffnen?
- Trinkt er die Tasse/das Glas leer oder sind immer Reste darin?
- Nimmt der Pflegekunde auch unaufgefordert ein Getränk?
- Trinkt er mehrere Schlucke zügig hintereinander oder nippt er immer nur?
- Was sagt das Ergebnis Ihrer individuellen Risikoeinschätzung über das Trinkverhalten aus?

Auf welche Frage haben Sie eine Antwort gefunden, bei der es zu handeln gilt? Ist beispielsweise die Erreichbarkeit von Getränken ein Problem, dann stellen Sie das Zimmer, das Bett oder den Nachtschrank um. Kann der

Pflegekunde Trinkflaschen nicht selbstständig öffnen, wäre ein diesbezügliches Hilfsmittel Ihre Maßnahme der Wahl. Versuchen Sie bei allen Risikofaktoren der eingeschränkten Selbstständigkeit immer der genauen Ursachen auf den Grund zu gehen. Je besser Ihnen das gelingt, desto einfacher wird die Lösung sein.

Abnehmendes Durstgefühl

Fehlender Durst und die Unlust zu trinken sind oft Zeichen eines altersbedingten natürlichen Prozesses. Deshalb sollten Sie Ihre pflegerischen Maßnahmen bei nachhaltiger Unlust sehr gewissenhaft abwägen. Greifen Sie zuerst auf die Biografie des Pflegekunden zurück: Wie viel hat der Pflegekunde früher getrunken? Und welche Menge ist jetzt, in Würdigung seiner Gesamtsituation, für ihn angemessen? Ihr Ziel ist es, dass der Pflegekunde die seinem Bedarf entsprechende Flüssigkeitsmenge auf natürliche Weise zu sich nimmt.

Er soll sich weder zum Trinken noch zur parenteralen Flüssigkeitszufuhr gedrängt fühlen. Bieten Sie über den ganzen Tag verteilt immer wieder kleine Trinkmengen an. Greifen Sie dabei auf geäußerte Vorlieben oder biografisch bekannte Lieblingsgetränke zurück. Motivierend kann ein gemeinsam vereinbartes Ziel wirken: Beispielsweise füllen Sie am Morgen nach Wunsch des Pflegekunden ein 1l-Trinkflasche. Ziel ist es, dass diese bis zum Abend leer getrunken ist. So kann der Pflegekunde sich die Mengen selbst einteilen und wird motiviert, wenn der sichtbare Stand in der Flasche über den Tag verteilt immer weiter abnimmt.

5.8.1 Das Trinkflaschenkonzept – nie wieder lästige Trinkprotokolle

Bestimmt versorgen Sie auch Pflegekunden, die eine tägliche Beschränkungen der Trinkmenge, zum Beispiel aufgrund einer Herz- oder Nierenerkrankungen vom Arzt angeordnet haben? Oder im gegenteiligen Fall: Sie sind für Pflegekunden verantwortlich, die eine hohe Exsikkosegefahr aufweisen und für die entsprechend eine tägliche Soll-Trinkmenge definiert wurde?

In beiden Fällen tragen Sie die Verantwortung über den Nachweis der täglichen Trinkmenge. Das übliche Procedere ist meist, dass für den entsprechenden Pflegekunden ein Einfuhrplan geführt wird. Dort tragen alle Kollegen ein, wann und in welchen Mengen sie dem Pflegekunden ein Getränk angeboten oder angereicht haben.

Aber: Sind Einfuhrpläne heutzutage noch sinnvoll?
Einfuhrpläne haben allerdings einige Nachteile:

- Eintragungen sind meist lückenhaft.
- Eintragungen werden oft nicht realistisch vorgenommen, z. B. werden oft am Ende einer Schicht ungefähre Werte eingetragen.
- Die Mehrbelastungen durch die händische oder die EDV-gestützte Dokumentation raubt wertvolle Zeitressourcen im Pflegealltag.

Daher fragt man sich als Pflegekraft schon manchmal: Gibt es denn keine bessere Lösung, um die tägliche Trinkmenge eines Pflegekunden nachzuweisen?

Eine alternative Lösung
Die gute Nachricht ist: Ja, die gibt es. Und zwar in Form eines festen Prozederes, bei dem eine Trinkflasche im Mittelpunkt steht: Pflegekunden, bei denen Sie die Trinkmenge nachweisen müssen, erhalten jeweils eine eigene Trinkflasche. Ich empfehle Ihnen bei einer bestehenden Exsikkosegefahr das Volumen von 1 Liter auszuwählen. Bei einer Trinkmengenbeschränkung verfahren Sie entsprechend der ärztlichen Anordnung.

Diese Trinkflasche wird namentlich zugeordnet und beschriftet. Am Morgen wird sie nach Vorlieben des Pflegekunden mit einem Getränk gefüllt, z. B. einer Saftschorle und verbleibt den ganzen Tag bis abends direkt beim Pflegekunden. Jeder Kollege, der ihm am Tag begegnet und mit ihm arbeitet, sieht so auf einen Blick den aktuellen Stand der Mindesttrinkmenge und kann Getränke anbieten bzw. anreichen.

Das Ziel ist, dass die Trinkflasche am Abend vor dem Zubettgehen leer ist. Dann rechnen Sie im Falle einer 1 Liter-Flasche folgendermaßen:

- 1 Liter hat der Pflegekunde auf jeden Fall getrunken,
- zusätzlich kann man davon ausgehen, dass er zum Frühstück und am Nachmittag noch Kaffee oder Tee getrunken hat und
- zum Abendessen nochmals das angebotene Warmgetränk

Somit ist eine Gesamttrinkmenge von mindestens 1,5 Liter sehr realistisch.

Sollte die Trinkflasche am Abend nicht leer sein, wissen Sie, dass der Pflegekunde entsprechend weniger getrunken hat – nun handeln Sie im Rahmen der vorgegebenen Möglichkeiten, beispielsweise durch die subcutane Substitution von Flüssigkeit nach ärztlicher Verordnung oder ähnlichem. 5

Wichtig **Sie brauchen einen internen Standard**

Das Trinkflaschenprozedere stellt eine gute Alternative zu Einfuhrplänen dar. Sollten Sie sich für diese Vorgehensweise entscheiden, ist es wichtig, dass Ihre PDL oder Ihr QM einen internen Standard dazu ausarbeitet. Für externe Kontrollen durch z. B. MD oder Betreuungs- und Pflegeaufsicht haben Sie damit einen fachlich stimmigen Nachweis über das Prozedere. Nutzen Sie für den Standard gerne das nebenstehende Flussdiagramm, dort sind alle Schritte noch einmal übersichtlich aufgeführt.

Der Pflegekunde hat eine tägliche Trinkmengenbeschränkung oder aufgrund einer erhöhten Exsikkosegefahr eine definierte tägliche Soll-Trinkmenge.

In beiden Fällen gilt: Die tägliche Trinkmenge sollte nachweislich im Blick der Pflegefachkraft sein.

↓

Der Pflegekunde erhält eine eigene, zugeordnete Trinkflasche. Das Volumen ist individuell auf ihn abgestimmt und im Themenfeld 4 der SIS®/unter der AEDL Essen und Trinken dokumentiert.

↓

Die Trinkflasche wird jeden Morgen zu einer definierten Zeit nach Vorlieben des Pflegekunden mit einem Getränk gefüllt und verbleibt den ganzen Tag direkt beim Pflegekunden.

↓

Die Pflegefachkraft kontrolliert die Trinkflasche am Abend vor dem Zubettgehen und stellt fest:

↓

Die Trinkflasche ist leer.

Prima!

Folgende Rechnung kann als realistisch angesehen werden:

- Das Volumen der Trinkflasche hat der Pflegekunde auf jeden Fall getrunken
- Zusätzlich kann man davon ausgehen, dass er zum Frühstück und am Nachmittag noch Kaffee oder Tee getrunken hat
- und zum Abendessen nochmals das angebotene Warmgetränk

→ Die tägliche Trinkmenge wurde erreicht, bzw. nicht überschritten.

↓

Die Trinkflasche ist nicht leer.

Jetzt muss eine Handlung erfolgen:

- Nochmals Getränke anreichen?
- Subcutane Substitution nach ärztlicher Anordnung oder
- weitere hier definierte Maßnahmen?

Abb. 13: Handlungsanleitung zur Nutzung von Trinkflaschen.

5.9 Fazit: Nutzen Sie die drei Schritte der Risikoeinschätzung

Ich hoffe, ich konnte Sie überzeugen, dass Sie im Rahmen der Risikoeinschätzung Ernährung nicht nur die Gefahr einer Mangelernährung im Blick behalten, sondern auch die Gefahr der Exsikkose. Mit der standardisierten Risikoeinschätzung in drei Schritten machen Sie in diesem Bereich ab sofort fachlich alles richtig. Können Sie dann noch Ihre Leitungskraft von den Vorteilen des Trinkflaschenkonzepts überzeugen und evaluieren Sie das Risiko ebenso regelmäßig, versorgen Sie Ihre Pflegekunden künftig allumfassend professionell bei diesem Risiko – klasse!

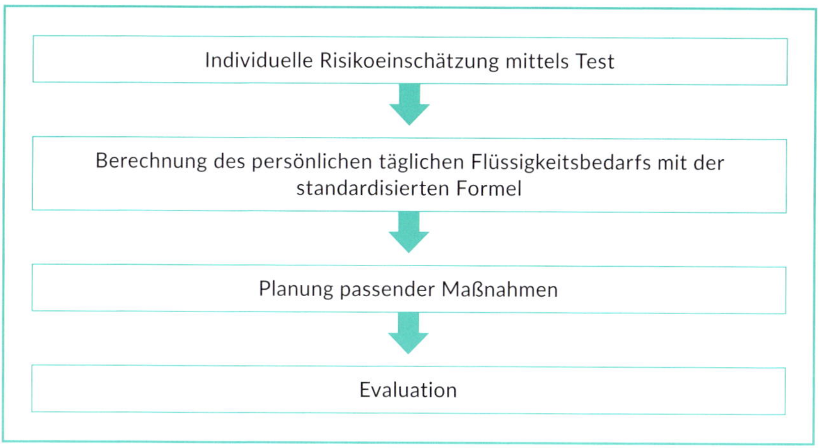

Abb. 14: Umgang mit dem Risiko Exsikkose.

6 Ein Plädoyer für ein geplantes Risikomanagement

Zu jedem wichtigen pflegerischen Risiko habe ich Ihnen die beste Vorgehensweise bei der Risikoeinschätzung vorgestellt. Zu Beginn des Pflegeauftrags erheben Sie das individuelle Risikomanagement, anschließend legen sie für die Zukunft individuelle Evaluationsdaten für jedes Risiko je Pflegekunden fest. Meine Erfahrungen in der Praxis haben gezeigt: Dieser Teil des Strukturmodells ist gut und sicher sinnvoll in der Theorie gedacht. Aber gerade in stationären Einrichtungen funktioniert es im Alltag leider viel zu oft nicht richtig.

Beispiel **Terminfristen im Alltag**

Auf einem Wohnbereich betreut eine Pflegefachkraft im Rahmen der Bezugspflege sieben Pflegekunden. Die Pflichtrisiken, die sie gemäß der Risikomatrix SIS® je Pflegekunde im Auge behalten sollten, sind insgesamt fünf: Dekubitus, Sturz, Inkontinenz, Schmerz und Ernährung. Hinzu kommen noch die individuellen sonstigen Risiken. Hier hat jeder Pflegekunde im Durchschnitt mindestens zwei. Das wären also insgesamt sieben Risiken Pflegekunden. Das heißt: In der Theorie müsste eine Fachkraft 49 (7 x 7 Pflegekunden) verschiedene Evaluationsdaten beständig im Blick haben! Kann das in unserer heutigen Zeit wirklich gut gelingen?

6.1 Verzichten Sie auf Terminfristen

Lesen Sie das Rechenbeispiel durch und überlegen Sie: Wie ist Ihre Meinung dazu? Ich empfinde es so, dass dieses Vorgehen für viele Einrichtungen eine große Fehlerquelle darstellt, denn wenn man sich entscheidet, bei den Evaluationsdaten im Risikomanagement ganz individuell zu arbeiten, dann

- müssen die Pflegefachkräfte kontinuierlich entsprechende Zeitfenster zur Bearbeitung zur Verfügung haben,
- ist es Voraussetzung, dass alle beim Thema »Büroorganisation« sehr fit sind, also das Fristenmanagement für ggf. bis zu 40 Pflegekunden organisieren können, und
- braucht es ein stabiles Arbeitsumfeld und feste Kolleg*innen, Ansprechpartner*innen und Verantwortliche.

Beim heute herrschenden Personalmangel funktioniert das individuelle Fristenmanagement nur sehr bedingt bis gar nicht. Ich plädiere deshalb für ein klar strukturiertes Risikomanagement.

6.2 Ein fester Rhythmus hilft weiter

Überlegen Sie, ob es auch für Ihre Einrichtung sinnvoll sein kann, feste Zeitpunkte, z. B. einmal im Quartal, für die Evaluation zu einzuplanen. Weiß jede Fachkraft, dass im Januar, April, Juli und Oktober die Risikoeinschätzungen aller Pflegekunden routinemäßig überprüft und evaluiert werden müssen, gibt das Sicherheit.

Ein fester Rhythmus sorgt dafür, dass nur noch wenig untergeht und die Dokumentation stets aktuell ist.

6.3 Die aktuelle Evaluation der Dokumentation bleibt

Bei akuten Veränderungen passen Sie natürlich die Einschätzung und die Maßnahmenplanung weiterhin zeitnah an. Kommt heute ein Pflegekunde aus dem Krankenhaus zurück und hat sich z. B. im Bereich der Mobilität sehr verändert, ist es selbstverständlich, dass Sie die Risikoeinschätzung in den Bereichen Sturz und Dekubitus überarbeiten müssen. Da werden und können Sie nicht bis zum nächsten festen Termin warten.
Gerade die vielen kleinen schleichenden Veränderungen können Sie mit einem fest geplanten Risikomanagement erkennen und die nötigen Anpassungen in der Dokumentation – und damit in der Versorgung – vornehmen.

Beispiel **Frau Sadowskis Sturzrisiko verändert sich**

Die Pflegekundin Frau Sadowski benötigt schon seit langer Zeit einen Rollator, um sich stabil und sicher fortzubewegen. Das Hilfsmittel ist in ihrer individuellen Risikoeinschätzung erfasst. Seit einem Monat hat sich ihr Gangbild verändert: Sie kann ihre Füße nicht mehr gut anheben und hat nun einen eher schlurfenden Gang. Nach wie vor nutzt Frau Sadowski ihren Rollator zur Bewegung.
Die Veränderung, die den Pflegekräften im Alltag auffällt, führt aber erst einmal nicht dazu, dass diese automatisch an die Anpassung der Sturzrisikoeinschätzung denken. Schließlich hat sich beim Gehen nur die Kleinigkeit »Füße anheben« verändert – die Pflegekundin ist ja bereits mit einem Hilfsmittel versorgt.
Schauen Sie sich dagegen Frau Sadowskis Sturzrisiko im Rahmen eines fest geplanten Risikomanagements intensiv an, erkennen Sie, dass diese »Kleinigkeit« vielleicht schon die entscheidende Veränderung ist, die den Unterschied zwischen einem niedrigen, und einem hohen Sturzrisiko ausmachen kann.

Mit einem fest geplanten Risikomanagement gehen in Zukunft keine wichtigen Informationen mehr verloren und Sie erreichen nach und nach eine noch bessere Qualität in Ihren Pflegedokumentationen!

Literatur

Blonski H (2014): Risikomanagement in der stationären Altenpflege. Schlütersche, Hannover.

Bogatzki A, Bogatzki U (2019): Nicht-medikamentöse Interventionen bei Schmerz. Schlütersche, Hannover.

Deutsches Netzwerk für Qualitätsentwicklung in der Pflege (DNQP) (2014): Förderung der Harnkontinenz in der Pflege. Osnabrück.

Deutsches Netzwerk für Qualitätsentwicklung in der Pflege (DNQP) (2017): Expertenstandard Dekubitusprophylaxe in der Pflege, 2. Akt., Osnabrück.

Deutsches Netzwerk für Qualitätsentwicklung in der Pflege (DNQP) (2017): Ernährungsmanagement zur Sicherung und Förderung der oralen Ernährung in der Pflege. Osnabrück.

Deutsches Netzwerk für Qualitätsentwicklung in der Pflege (DNQP) (2020): Schmerzmanagement in der Pflege. Osnabrück.

Deutsches Netzwerk für Qualitätsentwicklung in der Pflege (DNQP) (2022): Sturzprophylaxe in der Pflege. 2. Akt., Osnabrück.

Hellmann S, Rößlein R (2013): Formulierungshilfen. Expertenstandard Dekubitusprophylaxe in der Pflege. Kunz, Hannover.

Hellmann S, Rößlein R (2014): Formulierungshilfen. Expertenstandard Sturzprophylaxe in der Pflege. Kunz, Hannover.

Hellmann S, Rößlein R (2015): Formulierungshilfen. Expertenstandard Erhaltung und Förderung der Mobilität. Kunz, Hannover.

Hellmann S (2019): Formulierungshilfen Soziale Betreuung. Schlütersche, Hannover.

Hellmann S, Rößlein R (2022): Expertenstandard Schmerzmanagement in der Pflege. Schlütersche, Hannover.

König J (2008): 100 Tipps zur Sturzprophylaxe. Kunz, Hannover.

MDK & MDS (2019): Hinweise zur Umsetzung des Strukturmodells zur Effizienzsteigerung der Pflegedokumentation im Zusammenhang mit Qualitätsprüfungen in Pflegeeinrichtungen nach den Qualitätsprüfungs-Richtlinien (QPR), Essen.

Schmidt S (2019): Expertenstandards in der Pflege: Eine Gebrauchsanweisung. Springer, Heidelberg.

Register